UNREAD

终身免疫力

THE
IMMUNOTYPE
BREAKTHROUGH

HEATHER MODAY

河北科学技术出版社
· 石家庄 ·

[美] 海瑟·莫迪————著　　朱翔龙————译

献给艾丽卡和"男孩们"

目录

前言

免疫系统的奥秘，人体最大的防御机制

出于种种原因，2020年这一年成了我们永远也不会忘记的一年。作为免疫学家和综合功能医学专家，我认为2020年是所有人开始讨论免疫系统的一年。诸如"细胞因子""抗原"和"群体免疫"等术语在保持社交距离下进行的聚会中常常被提及。

在COVID-19（新型冠状病毒肺炎）袭来以前，我们大多数人可能从未关注过免疫系统，也许只是认为它能帮助我们对付普通感冒，从而可以稍微快一点回去工作，但突然间，我们开始把它看作体内生死攸关的救命机制。事实上，在新型冠状病毒肺炎大流行的整个过程中，很多人的生死就是取决于免疫系统的强弱。

我不希望任何人再经历一次2020年，但不得不承认因此出现的积极效应，就是我们都开始对免疫系统在生活中发挥的作用给予适当的尊重和关注。毕竟，它是人体最大的防御机制。它让人们每天都能安然无恙地活着。不幸的是，免疫系统长期以来被视作理所当然，被忽视，甚至被滥用。

想想看，每年我们都会接受各种检查：接受结肠镜检查和乳房X光检查来排查癌症；进行胆固醇和血压检查来分析心血管健康状况；

有些人甚至去做营养素匮乏的检测和肝脏与肾脏的血液分析。但没有人找医生做免疫系统的检查。仅仅提出这样的要求就很可能使医生感到困惑和莫名其妙。

为什么呢？免疫系统显然很重要，但我们为什么不考虑它的维护呢？

其中一部分的原因是，除了相关专家和研究人员，人类免疫系统对于医学界的大部分人来说也是个谜。说实话，我可以理解。免疫系统是相当复杂的系统，由无数的细胞、受体和化学信使组成，而每个组成部分似乎都有一个由令人费解的数字、字母和符号组成的让人望而生畏的名字。

事实上，大多数医生在医学院里并没有学过那么多有关免疫系统的知识。就我个人而言，我只在医学院的第二年上过一门免疫学课程，记住了足够通过考试的知识。如果后来没有成为免疫学家，我一定会把大部分知识跟我记住的（又迅速忘记的）有关胎儿心脏发育的精确顺序以及复杂的有机化学反应一起埋在我蛛网般的大脑深处。

了解免疫系统的另一个障碍是过去几十年里出现了海量的新研究。免疫学领域正迅猛发展，以日新月异的速度更新我们的认知。作为一个起源于俄国科学家埃黎耶·梅契尼科夫（Élie Metchnikof）1883年研究成果的年轻学科，其更新的信息量之大让许多医生都心生畏惧。

这一情况自疫情以来体现得特别明显。整个社会，甚至整个星球，不得不争相了解SARS-CoV-2病毒（新型冠状病毒），以及如何武装免疫系统来使我们免受其害。我们都想知道该怎么使自己不被病毒感染，我们戴上口罩，买了大量洗手液，保持社交距离，乃至停业，取消坐班，在家办公。在网上研究某些补充剂和可疑的疗法是否能保护我们，紧盯着有关全球疫苗研发的新闻。我们听说一些潜在疾病是导致病情严重的风险因素，并担心自己是否属于弱势群体。想要"增强"免疫系统，但后来又听说大部分死于COVID-19的人是因为一种被称为细胞因子风暴的过度活跃的免疫反应。这很让人困惑，不是吗？问题这么多，而答案却这么少。这足以让我们害怕，不知所措，似乎我们的世界完全没有能力应对这类像野火一样蔓延的看不见的微生物。

真相是，在正确的时间以正确的方式支持免疫系统需要一点技巧，特别是出现新威胁时，比如SARS-CoV-2。毕竟，并没有一种可靠的筛查方式来检查我们复杂而神秘的免疫系统。正如你将在本书中发现的一样，我们的免疫系统位于身体的每个角落和缝隙。它像移动靶，没有真正的边界或特定的器官可以被完整地分离和测量，不能用X光检查它，不能活检，也不能用单一测试来确定它的强弱。

尽管我们已经能迅速开发出针对COVID-19的有效疫苗，但我们的免疫系统将继续面临不同的挑战，例如新出现的病毒，而这种挑战会贯穿我们的一生！免疫系统面临的威胁不止于此，甚至还差得很远。因为尽管我们通常将免疫系统与对抗细菌和病毒联系起来，但事实上免疫系统所做的远不止这些。它的行为（无论好坏）会影响或导致人类已知的几乎所有疾病。免疫系统错综复杂地参与了与微生物有关的疾病，如普通感冒和流感，但它也是诱发心脏病、肺病、糖尿病、阿尔茨海默病和癌症的重要因素，而这些疾病是导致全球范围内死亡的主要原因。

人体中没有其他系统能如此精细和影响深远。本质上，我们免疫系统的健全是获得最佳生活质量的圣杯*。最终，免疫系统的健康决定了我们是生病或死于疾病，还是长命百岁。

当我在私人诊所开始过敏症医生和免疫学家的职业生涯时，我尽职尽责地驯服免疫系统，这就是我所接受的训练。我每天都在治疗湿疹、荨麻疹、哮喘、鼻窦炎，偶尔也治疗复杂的免疫紊乱或免疫缺陷。治疗是标准化的——过敏针、类固醇注射、药膏、过敏药物、哮喘吸入器和抗生素。大多数时候，这些方法在一段时间内有帮助。但那些带着一沓处方离开的病人几乎总是在3~4个月后又回来了。随着时间的推移，我注意到我的病人在不断收集新的诊断书，病情越来越严重，最终服用了太多药物，其中许多药物是为了帮助缓解他们正在服用的其他药物的副作用。许多人在成年后出现了新的食物过敏，或者有了自身免疫性疾病、肠易激综合征、皮疹、慢性鼻窦炎和关节疼痛。我开始收到胃肠病学、风湿病学和皮肤病学专科医生的转诊，他们都不知道下一步该如何治疗病人（过敏症医生往往会接到那些没人知道该怎么处理的复杂病例）。问题是，尽管我在内科、过敏症和免疫学方面接受了多年的常规训练，可我自己也很困惑。不过我有一种预感，所有这些新的健康问题之间存在某种联系。

所以我开始问问题。我询问了病人的营养状况、压力水平、日常生活、情绪、习惯，以及睡眠。他们中有许多人睡得不好，有失眠症，或上夜班；有些人营养不良，吃的是快餐，在过去一年中服用了

---

* 译者注：指因其重要意义而受到追捧的对象或目标。

多种抗生素和其他处方药；另一些人则情绪低落，压力过大，要么陷入了不良的人际关系，要么在工作中感到不愉快。

我并不是"综合免疫学"的专家，我认为综合免疫学是将坚实的免疫实验学与影响健康的因素（如营养、压力、心身关系、环境因素和精神因素等）结合起来。我可以清楚地看到，病人的免疫系统由于他们的生活方式和行为而受到影响。他们的疾病清单也很常规，如高血压、心脏病和糖尿病，据我所知，这些疾病都和免疫有很大关系。除了开越来越多的处方，我不知道该如何阻止这种情况发生，我需要更好的工具箱。

我花了几年时间创造了一套自己的工具。我决定通过在图森市（Tucson）的威尔博士（Dr. Weil）综合医学项目完成一项综合医学研究训练，以学习各种干预措施的好处，如草药、营养和修复心身联系。我参加了功能医学会议，从中学会了不把重点放在命名疾病和用药物掩盖症状上，而是通过深入的测试和评估寻找疾病的根源，然后指导病人通过改变生活方式来帮助自己痊愈。我花了很多周末和假期在美国各地参加会议，研究什么是真正决定我们是否生病的科学，并最终获得了功能医学的认证。我最终意识到，我无法将所学的东西融入目前的工作中，所以我把工作辞掉开始自立门户，在费城创建了莫迪（Moday）中心——功能医学事务所。

从那以后，我接诊了数以千计的病人，改善他们的健康状况，包括自身免疫疾病症状、过敏症、感染和慢性疾病。利用经验中被证实有效的方式，仅仅通过改善环境、营养、微生物健康、睡眠和压力水平，帮助他们摆脱了药物，并且感觉更好。我曾帮助病人改善之前存在的疾病，并在疫情期间增强他们对病毒的抵抗力。我储备了自己独特的工具箱，并派上了大用场。

这本书就是这个工具箱，被提炼成任何人在任何地方都可以使用的形式。在下面的内容中，你将看到我多年来获得的大量知识，以一种对你最有用的形式出现。我把重点放在你真正需要知道的做法上，它们关于复杂的免疫系统并将帮助你变得更健康和感觉更好，因为这始终是最终目标。

在过去的几年里，我阅读了其他健康专家提供的所有关于提高免疫力的建议——不管是在会议上，在社交媒体上，还是在医疗网站上——并意识到这些建议其实都是一样的。作为研究了几十年免疫系统的人，我可以很肯定地说，这不是正确的方法。免疫系统不是线性的，很多事情都可能出错而带来疾病，不仅仅是"增强"免疫力那么简单。你可能会患上慢性炎症、自身免疫性疾病，甚至是过敏，这些都是由已经过度活跃的免疫活动产生，并不会从免疫系统的"增强"中受益。

那么，正确的方法是什么呢？通过帮助数百名病人，我了解到细胞层面的生化失衡决定了免疫系统如何出错，以及会出现什么样的症状。在多年的研究中，我注意到病人中出现了几种模式——闷烧型、误导型、过度活跃型和虚弱型，也成了我称之为四种免疫类型的蓝图。为了治愈失衡的免疫系统，你需要了解你的免疫类型，然后使用有针对性的生活方式进行干预和治疗，使自己回到正轨。

这就是为什么本书的大部分内容是围绕着四种免疫类型展开的。我们从现代免疫系统危机开始，介绍一些对免疫健康至关重要的基本机制。然后我们会回到课堂，学习一下免疫学101*。要了解你的免疫类型，就必须懂点儿专业术语。不要担心！这会很有趣，而且可以在下一次聚会上让你的朋友刮目相看。在掌握了基本知识后，就可以了解四种免疫类型了。我设计了一个自我评估测验，以帮助确定你独特的一种或几种免疫类型（可以有不止一种），并通过介绍现实生活中的案例，来帮助解释每种免疫类型的人体内发生的事情。我会解释诸如睡眠、压力、肠道健康、接触毒素和营养等因素是如何影响免疫健康并导致失衡的。有了这些信息和对自己免疫类型的了解，你就能制订自己的免疫力恢复计划，这个计划不仅适合你的免疫类型，还考虑到你的生活方式和喜好。免疫力恢复计划是本书的重要部分，它使我们离开教室，卷起袖子，采取行动，来恢复免疫系统的和谐。

如果你遵循免疫力恢复计划，你会避免不必要的炎症，并重新定位免疫力作用的方向，使之从自己的细胞和无害过敏原转移到适当的敌人身上。你将建立起对抗新病毒和细菌的免疫城墙，并使其成为对抗癌细胞的强大战士。这本书的最终目标是让你感觉良好并对自己的身体有信心。因为当免疫系统达到平衡时，你会感觉非常好！会很少生病，即使生病也会很快痊愈。没有讨厌的过敏症，也不会受到自身免疫问题的困扰。不必与糖尿病、肥胖症、心脏病或其他慢性炎症做斗争。你的免疫系统有复原力，因此，你也有复原力。

所以，无论是想抵御慢性疾病，让自身免疫症状得到更好地控制，还是想把自己从恼人的季节性过敏、持续的感冒或鼻窦炎中解脱

---

* 译者注：最基础的免疫学课。

出来，本书都将为你提供你自己的工具箱来实现这一目标。

一次又一次，我见证了人体神奇的愈合能力。我知道你也可以体验到这一点。你的免疫系统想保护你，但正如你将在本书中了解的，它只有在你的支持下才能完成工作。

怎么样？你准备好成为自己的免疫系统专家了吗？翻过这一页就可以开始了。

第 I 部分

免疫失衡的时代

1

免疫功能紊乱的危机

1906年夏天，在纽约州牡蛎湾的专属飞地，一位银行家和他的家人正在享受他们在海岸边的度假，游泳、晒太阳、野餐。然而，夏天过半时，一场可怕的疾病暴发了。发烧和腹泻打乱了他们田园般的生活，房子里的11名住户中有6人患上了传染性肠胃炎。罪魁祸首后来被发现是伤寒沙门氏菌，是导致伤寒的细菌。

尽管它们通常只影响那些生活在水质受污染、卫生条件差的城市里的人，但在接下来的几年里，伤寒病的暴发开始在类似的富裕家庭中出现。经过大量调查，这些疾病被追溯到一个名叫玛丽·马龙（Mary Mallon）的受雇厨师身上，即著名的"伤寒玛丽"。[1]事实证明，玛丽是这种疾病的无症状感染者，年复一年，她有效地将这种有时能致命的疾病传播给对她毫无戒心的一家家客户。

这个时代的美国还没有抗生素、疫苗、大众卫生设施、公共水处理、食物的卫生处理和适当的污水处理。真相是，这个时代并不久远！在20世纪初，人类最常见的死亡原因是传染病，比如肺炎和流感，肺结核和传染性肠胃炎。事实上，在1900年，美国人的平均预期寿命只有47岁。[2]让我们慢慢理解，就在一百多年前，我们还没有安全可靠的疫苗，亚历山大·弗莱明还没有发现青霉素，我们对究竟是如何被感染的还没有坚实的认知。事实上，直到19世纪末，外科医生才开始在手术前例行洗手，而在医疗过程中戴口罩和手套直到20世纪初才变得普遍。

结果是，我们今天用疫苗预防或用简单抗生素治疗的许多感染都以死亡告终，特别是在儿童身上。今天，我们认为所有惊人的医学进步都是理所当然的，但在过去，强大的免疫系统是对抗潜在致命疾病的唯一保障。

从传染性疾病到慢性疾病的转折

在过去的一百年里，我们已经完成了180度的转折。现在，你能说出一个死于胃病、梅毒或肺结核的朋友或家人吗？这并不是说传染病已经成为过去——远非如此，正如我们所看到的20世纪80年代的艾滋病流行，最近的COVID-19全球大流行，以及耐抗生素的"超级细菌"的崛起，但现代社会、食品工业、医疗技术和人类行为已经从根本上改变了我们生病的原因和死亡的方式。除了未来可能出现的新型病毒，传染病对人类的威胁已经不像以前那样大了。

这在很大程度上要归功于疫苗。直到1960年，美国还没有全国性的疫苗计划，儿童只接种五种疫苗：白喉疫苗、破伤风疫苗、百日咳疫苗、脊髓灰质炎疫苗和天花疫苗。从那时起，疫苗研发出现了爆炸式增长，在18年的时间里，所有儿童常规接种16种疫苗，共56次注射。不管你对疫苗的立场如何，它确实大大降低了儿童感染的死亡率，这无疑是值得庆祝的，但现在我们似乎面临着完全不同的危机——慢性病急剧上升。我们比以前活得更长，但也比以前更容易得慢性病。事实上，免疫功能紊乱的危机已经出现。

这就是现实。儿童患哮喘、食物过敏、糖尿病、高血压、自闭症和多动症的比例之高是前所未见的。在美国乃至世界范围内，像心脏病、肺病、糖尿病、阿尔茨海默病和癌症这样的疾病是导致死亡的首要原因。

统计数据不会说谎。目前：

- 心血管疾病——包括冠状动脉疾病、充血性心力衰竭、中风、心律失常、高血压和外周动脉疾病——影响美国48%的人口，是导致全世界人类死亡的主要原因。[3]

- 大约3450万美国人被诊断出患有2型糖尿病，这种疾病会导致失明、肾病、中风、心脏病和截肢。[4]更惊人的是，再加上糖尿病前期或未确诊的患者，数量就会达到1亿。[5]相当于三分之一的人都有血糖问题。

- 在美国，阿尔茨海默病患者接近600万，预计2050年将超过1500万。[6]这意味着阿尔茨海默病患者的数量将超过纽约、芝加哥和洛杉矶人口的总和。

2018年，美国成年人的肥胖率为42.4%，比30年前我还是大学新生时的肥胖率高出1倍左右。肥胖本身就会提高患心脏病、糖尿病、阿尔茨海默病和关节炎的风险。[7]

- 焦虑症和抑郁症也在急剧增加。即使在COVID-19大流行之前，也有惊人的18.5%的成年人患有焦虑症或抑郁症。这一数字现在肯定更高。[8]

- 根据美国国立卫生研究院的数据，有2350万美国人患有自身免疫性疾病（占人口的7%以上），而据美国自身免疫性疾病协会（AARDA）估计，这一数字实际上接近5000万。[9]
- 美国疾病控制和预防中心（CDC）的最新统计数据显示，47%的美国人至少有一种慢性病，这让国家付出了每年3.7万亿美元的巨大代价。[10]

我觉得我们已经对上述信息麻木了。因为这是如此正常，现在已经没有什么震惊的价值了。但相信我，这远非正常。

慢性病很棘手，因为与传染病让我们发烧、发冷或腹泻从而卧床数日不同的是，慢性病有时更难发现。花点时间想一想你认识的人，他们中有多少人患有慢性疾病，如牛皮癣、高血压、肠易激综合征或子宫内膜异位症。除非他们告诉你，否则你甚至不知道。和朋友家人聊天时，我总是惊讶于他们突然提到自己患有类风湿性关节炎、哮喘或溃疡性结肠炎。不知为什么，我还是会天真地想："这怎么会是我第一次知道呢？"

答案很简单。现在的疾病看起来很不一样。你不一定能从表面上发现慢性病，而且鉴于有大量的药物，我们有时可以"控制"疾病。但这并不总是意味着我们感觉良好或生活良好。事实上，攻克慢性疾病的主要目标并不是消除其根源，而是将数十亿美元投入到更强效药物的开发中。

关于处方药的统计数据不会说谎：

45.8%的美国人在过去30天内使用过处方药，24%的美国人使用过3种或以上，12.6%的美国人使用过5种或以上。[11]

- 18.0%的0岁至11岁儿童在上个月服用过处方药。

- 根据CDC（美国疾控中心）的数据，73.9%的医生访问涉及开药。[12]

- 约13.2%的18岁及以上的美国人在过去30天内服用过抗抑郁药物。[13]

- 在某些情况下，65岁以上使用NSAIDs（非甾体抗炎药－非处方止痛药）的病人比例高达96%。[14]

- 2018年开出的阿片类药物处方超过1600万张，大约有21%至29%使用阿片类药物的患者最终滥用了这些药物，其中12%的患者成瘾。[15]

- 总体而言，美国40岁及以上的普通人群中，使用他汀类药物治疗高胆固醇的人数增加了79.8%，从2002—2003年的2180万人增加到2012—2013年的3920万人（27.8%）（意味着2.21亿张处方）。[16]

- 超过1500万美国人有控制胃灼热的PPIs（质子泵抑制剂——用于降低胃酸的常见药物）处方。（更令人惊讶的是，研究表明，多达1050万人在不需要时也服用PPIs。）[17] [18]

- 根据CDC的统计，有1600万成年人使用抗过敏药，而且每年都有更多美国人购买抗过敏药。[19]

处方药和非处方药本质上并不糟糕——事实上，它们可能非常有帮助——但真相是，它们在解决慢性疾病问题上只取得了很小的成功。虽然这些药物中有许多是救命的，可以减轻症状，但它们也可能有副作用和成瘾性，而且通常解决不了关于健康的根本问题，这意味着你最终会不可避免地因为需要更高剂量或另一种药物而回到医生那里。许多人生活在持续的疾病、疼痛、残疾和不达标的状态下。

你可能想知道为什么我要谈论所有这些不同的疾病和药物。它们不可能都与免疫系统相关，是吗？事实上，它们可能，而且它们就是。我甚至可以说，大多数慢性病都是免疫系统发出的求救信号，这种呼救是以慢性系统性炎症的形式出现的。

炎症的双刃剑

最近，有位病人来到我的办公室说："我不知道怎么了，只是感觉很不舒服。"虽然没有明确的诊断，但她知道有些事情不太对。正如我所说，从抑郁症到心脏病，从阿尔茨海默病到炎症性肠病，所有疾病都是由免疫系统的问题引起的，而这个问题几乎总是炎症。你很可能会对这个词感到厌倦，因为在整本书中你会一次又一次地听到它，但它是免疫系统的关键。事实上，每当我们受伤或被感染时，免疫系统所做的第一件事就是触发炎症级联反应作为反击。

炎症往往被说得很糟糕，尤其是在健康领域，但它在某种程度上被误解了。因为炎症并不全是坏事！事实上，如果没有炎症，我们会死于轻微的感染，如普通感冒或流感，甚至死于轻微的伤口，因为身体无法保护和修复自己。

我的意思是，当身体受伤或被感染时，免疫系统会触发炎症反应，向该区域派遣免疫细胞大军和其他化学信使，以保护和治愈它（我们将在第2章中进一步了解这些细胞和信使）。当我们受伤时，炎症是导致肿胀、发红和发热的原因，也是导致感冒时过度分泌黏液的原因。所有这些东西都让我们烦恼，让我们感觉很糟糕，但它们实际上是在治愈我们，帮助我们将传染性细菌从身体中驱逐出去。肿胀疼痛的脚踝使我们无法走动，也避免了一次又一次地受伤；感冒时产生和咳出的黏液是为了捕捉和驱逐致病细菌。

在完美情况下，由受伤或疾病引起的炎症是短暂的，与我们所面临的威胁的大小和严重程度相适应，并在炎症消失和我们身体恢复到正常状态之前成功地启动保护和治疗。不幸的是，并不总是这样。有时，炎症反应被触发得太多，产生的炎症可能会比原来的疾病或伤害更严重，例如在COVID-19产生细胞因子风暴的情况下。其他时候，炎症在威胁过去后并没有正常消退。这种情况对身体来说是个坏消息，并可能导致——是的，你猜对了！——一种造成慢性疾病的慢性炎症状态。今天，大量疾病来自长期低水平的炎症，而且这种炎症大量存在。

比如：

- 在动脉粥样硬化中，斑块堆积并最终导致心脏和血管钙化，是由于免疫系统试图制造炎症来修复血管本身的损伤。斑块是由吸烟、感染、高血压、有毒化学物质和受损胆固醇等引起的。

- 抑郁症与较高水平的炎症有关，这种炎症影响大脑中的神经递质功能。[20]

- 在糖尿病中，当过多的血糖附着在血细胞和血管上时，炎症就会失去控制，损害我们拼命试图修复的器官。

- 至于阿尔茨海默病，环境毒素、脑震荡、高血糖和缺乏睡眠都会增加患病风险。这些都是——你又猜到了！——炎症的驱动因素，导致大脑过度修复和损坏。

- 哮喘是呼吸道的炎症，湿疹是皮肤细胞的炎症，关节炎是关节的炎症，克罗恩病是消化道的炎症——这样的例子不胜枚举。

显然，失去控制的炎症反应是许多常见疾病的根源。对很多所谓的自身免疫性疾病来说，尤其如此。

免疫"耐受"和自身免疫性疾病

正如我们之前所了解的，自身免疫性疾病是一系列慢性的、使人衰弱的，有时甚至威胁到生命的疾病。它们的共同点是免疫系统出现了故障，产生了大量慢性炎症，也导致了免疫系统智能上的崩溃，以至于它开始攻击人体自身的组织，好像它们是危险的外部入侵者。用免疫学术语来说，这种现象叫"耐受性"的丧失，是免疫学的关键概念。耐受性是指免疫细胞能识别自身的组织，并且从不攻击它。当失去免疫耐受，免疫细胞就开始攻击自身组织。耐受性的丧失是形成自身免疫性疾病（自身免疫）的因素之一，我称之为误导性免疫类型，后面会介绍更多。

自身免疫可以发生在任何部位，但最常见的位置是血管、结缔组织、内分泌腺（甲状腺或胰腺）、关节、肌肉、红细胞和皮肤。最常见的自身免疫性疾病有：

- 阿狄森氏病——肾上腺皮质功能减退症
- 乳糜泻——麸质过敏性肠病
- 皮肌炎

- 巴塞多化甲状腺肿
- 桥本氏甲状腺炎
- 多发性硬化症
- 重症肌无力症
- 恶性贫血
- 反应性关节炎
- 类风湿性关节炎
- 干燥综合征
- 系统性红斑狼疮
- 1型糖尿病

你可能认识患有上述疾病之一的人，但可能从未想过这是一种自身免疫性疾病。以类风湿性关节炎（RA）为例。你可能认为这只是关节的疼痛和僵硬，但它远不止这些。当免疫细胞错误地攻击人体自身的健康关节，导致疼痛、畸形和肿胀时，就会导致RA。炎症既是自身免疫的根本原因，也是其副作用，它造成了恶性循环，即炎症—自身免疫—体内更多炎症，使你的生活迅速失控。稍后提到被误导的免疫类型时，我会更多地谈论自身免疫，但现在只要记住，抑制慢性炎症将是免疫力恢复计划的重要部分。为什么？因为慢性炎症可以由我们内部和外部环境的许多方面引发，特别是那些对我们来说太小，甚至看不到的方面。在下一节中，我们将从微观角度来谈一谈微生物在多大程度上仍然主宰着我们的生活和健康，尽管伤寒大流行的日子已经过去了。

"老朋友"假说的解释

还记得我说过我们已经做了180度的转折，把传染病换成了慢性病大流行吗？好吧，很多人认为我们对"杀手细菌"的痴迷已经走得太远了，以至于慢性病的增加令人难以置信。1989年，流行病学家D.P.斯特拉坎在一篇不起眼的期刊文章中发表了重要声明。这篇文章将儿童的花粉热和湿疹与较小的家庭规模和较少的儿童感染联系起来。斯特拉坎的理论基本上是这样的：你小时候感染的次数越少，长大后的过敏就越多。这个观点在科学家和新闻媒体中大受欢迎，并很快被称为"卫生假说"。[21]除了有好听的名字外，卫生假说的核心思想是：由于消毒剂、抗生素、洗手液以及对清洁水、公共卫生和个人卫生习惯的投资，越来越抗菌的环境使我们患过敏性疾病和拥有"过度活跃型免疫类型"的风险更高，"过度活跃型免疫类型"的特点就是过度的过敏反应。

卫生假说确实有一定道理——我们如此专注于预防和治疗由病原微生物引起的传染病，走得有点远了，结果适得其反。卫生假说指的是这种缺乏病原微生物接触的情况为习惯于过度消毒的环境的免疫系统铺平了道路，结果是免疫系统会攻击它所接触的一切，即使那个东西是无害的，如花粉或灰尘。也有证据支持这一假说，比如在过去的30年里，哮喘和过敏症的发病率大幅上升。而且，这种激增几乎只发生在西方化、更富裕、技术更先进的国家，而这些国家也确实变得越来越"卫生"。但我的看法是，卫生假说并非百分之百准确。为什么？因为正如我们在COVID-19大流行中所看到的那样，我们不应该很快扔掉肥皂和消毒湿巾，事情没有那么简单。对我们为什么会有这些过敏的一个更有效和包容的解释来自临床医生兼微生物学家格雷厄姆·鲁克博士提出的"老朋友假说"。[22]

这个衍生假说认为，并非危险的微生物，而是"共生的"微生物——包括有益的细菌、真菌、原生动物和病毒——引导了我们免疫系统的发育。这些有益的共生微生物已经在我们体内共存了数千年，以超出想象的方式影响着我们的健康。你可能听说过消化道里有细菌，它们通常被称为"肠道微生物群"，但事实是，我们的皮肤、口腔、鼻窦、肺和身体的其他部位也有"好虫子"存在，它们的数量以万亿计。事实上，人体微生物群中细菌的基因数量是人体实际基因数量的200倍。

那么，这些"老朋友"都是从哪里来的？出生之前，我们存在于母亲体内的无菌环境中，但一离开子宫（无论是顺产还是剖腹产），就开始接触这些友好的"虫子"，来发展微生物群。很快，我们开始从母乳和与父母的拥抱中获得有益的微生物，最终，从躺在草地上、养狗或养猫、在泥土中玩耍，甚至从兄弟姐妹那里获得有益的微生物。（人越多意味着细菌越多！）为什么医生会尽力推荐产道分娩和母乳喂养？其实都是为了让婴儿立即接触到这些有益的微生物，以促进健康的微生物群发育。

健康的微生物有助于塑造我们的免疫系统，并刺激生成名为调节性T细胞的免疫细胞。我们将在下一章中更多地讨论这些细胞的具体作用，现在只要知道友好的微生物可以指导我们的调节性T细胞对环境更加"宽容"，这有助于我们避免过敏、自身免疫和慢性炎症。了解到这一点，你就会明白为什么许多研究人员和科学家担心，过度无菌的出生和童年——没有时间在泥土中玩耍和抚摩动物，被洗手液和消毒液消毒过的表面充斥的环境——会破坏免疫耐受性的形成。从积极的方面来看，正如你将在第7章中了解到的，我们不需要像儿童一样完全生活在污垢中，不需要一直生病，也不需要为了养活这些微生物而不再洗手。相反，我们可以专注于通过合理的卫生措施使自己免受危险病菌的侵害——特别是在像COVID-19大流行这样的情况下，我们面对的是一种对其没有免疫力的新型病毒——同时也要确保我们有足够的机会接触"好虫子"。

重新平衡你的免疫系统的最大挑战之一——无论免疫类型是闷烧型、误导型、过度活跃型，还是虚弱型——是与目前居住在你体内的38万亿个细菌建立健康的关系。作为人类，我们需要开始对这些微生物表示尊重，使它们发挥自己的作用，否则我们的免疫系统就没救了！好消息是，本书后面有一整章是关于如何与居住在我们体内的微生物更好地共生的。

"增强"的公理

正如我们刚刚了解到的那样，对微生物采取过度简单的方法——粗暴地试图"杀死所有细菌"——会适得其反。不幸的是，当涉及优化免疫系统的健康时，我们经常成为同样想法的受害者。如果我每读到一篇为"增强"免疫系统唱赞歌的文章、博客或产品广告就能赚到1美元的话，明年我就能退休并搬到豪华的热带岛屿。说得更明白一点：在某些情况下，增强免疫反应可能是有益的，例如在虚弱型免疫类型的情况下，但你必须知道要增强系统的哪些部分，增强多少，以及以何种方式。仅仅关注增强免疫系统的活性并不总是好事。例如，如果你有过敏或哮喘，你的症状来自已经过度活跃的免疫系统，那么它最不需要的就是"增强"。我们中的一些人有强烈的免疫反应，最终会攻击自己的组织，这时我们会从更少的，而不是更多的免疫活动中受益。我想说的是，没有万能的方法来增强免疫系统，这是对免疫系统在人体中复杂精巧功能的严重侮辱，也会忽视每个人失衡的独特特征。你必须对自己所处的位置有所了解，才能知道该往哪里走。

这种对更具体和更明智的决定的需求指导了本书大部分内容。我的目标是帮助你找出你在免疫功能紊乱谱系中的位置，也就是确定你的免疫类型。只有确定了免疫类型，你才能更好地分析是否需要增强、平息或重新调整你的免疫反应。更复杂的是，你的免疫系统并不总是以一种方式失衡。当你做到本书后面的"四种免疫类型测验"时，可能会发现你属于多种免疫类型。这不仅是正常的，而且是常见的。免疫功能紊乱有多米诺骨牌效应，一旦在一个领域失衡，你往往会在另一个领域解体。

好消息——培养＞天生

到目前为止，在本章中，我已经提供了很多可怕的统计数据和严酷的现实，而且说实话，这都是坏消息。毫无疑问，我们正处于免疫功能紊乱的危机之中，这值得我们立刻关注。

但也不全是坏消息。为什么呢？因为与身体中的大多数系统一样，我们的免疫系统处于不断变化的状态。每秒钟都有大量免疫细胞死亡、转化和诞生，这意味着我们每天（甚至每小时）都有机会改变免疫健康的完整性和复原力。我们可以通过改变生活方式、饮食、习惯和环境来做到这一点。当我告诉病人这些时，许多人都表示怀疑。我明白，如果你正在遭受终生过敏、自身免疫疾病或者慢性疾病的困扰，你会觉得一切都不受你的控制。在读到这里时，你可能也会觉得社会采取的过度消毒、过度用药和"增强"免疫力的举动，意味着我们有很多东西需要抛弃，还有很多地方需要弥补。但我向你保证，即使你生来免疫力低下，即使你在遭受每天都影响生活的疾病的困扰，即使你直到现在还在为免疫系统做着一切错误的事情，你也有能力重塑和修正自己的免疫行为。

为什么我如此肯定？因为我不仅见证了数以百计的病人通过饮食和生活方式的改变来平衡他们的免疫系统，还看到一项又一项的研究将所有类型的免疫健康问题与那些在我们控制之下的因素联系起来。如果你到现在为止一直生活在传统的医学世界里，这可能是你第一次听到这些，如果你持怀疑态度，我理解。可悲的是，许多医生，甚至是专家，仍然对生活方式干预的影响一无所知。大多数医生在医学院的4年里只接受了不到25个小时的营养学培训，只有不到20%的医学院开设了一门营养学的必修课。[23]作为上过医学院，并发现在实践中无法在生活方式干预方面指导病人的人，我比任何人都清楚这些。

生活方式干预最大的问题之一是营养、运动和身心干预被归入保健的"巫术"类别，并被交给所谓的"替代医疗"从业者。我们喜欢取笑瑜伽师、喝绿汁的人和水晶爱好者，但我要告诉你，真正的生活方式医学绝对没有"巫术"、疯狂或未经证实的内容。

研究不会说谎：一项突破性的研究表明，仅仅4个健康的生活方式因素——不吸烟、保持健康的体重、定期锻炼和遵循健康的饮食习惯——加在一起就可以将你患最常见和最致命的慢性疾病的风险降低80%。重申一遍：80%！

更不用提：

- 每天吃10份水果和蔬菜可以防止全世界每年约780万例过早死亡。[24]

- 压力在75%到90%的人类疾病中起作用。[25]

- 我们环境中的化学物质与卵巢癌、前列腺癌、乳腺癌、更年期提前、精子质量下降、生育困难、心脏病、肥胖症和糖尿病有关。[26]（这只是一份简短的清单。）

- 从添加糖中获取17%到21%的热量的人，与那些从糖中获取8%的热量的人相比，死于心血管疾病的风险要高38%。[27]研究还将较高的糖摄入量——特别是来自含糖饮料的糖——与患类风湿性关节炎等自身免疫性疾病的较高风险联系了起来。[28]

- 每天只需15分钟的体育活动就可以使你的寿命延长3年。其他研究还表明，运动可以帮助减少过敏性炎症。[29]

这些只是几个例子，说明你的生活方式和环境对你每天的感觉有巨大影响。事实上，它们甚至可能比遗传倾向更重要。近年来，一个现在很流行的研究领域已经发展起来了，即表观遗传学，它研究我们的环境和行为如何开启和关闭不同的基因。表观遗传学（大意为关于"基因之上"的因素的学科）告诉我们，通过改变生活方式，有可能改变DNA的表达方式。这些改变可以影响细胞的分裂方式和蛋白质的制造，甚至是遗传物质传给后代的方式。（是的，不健康的生活方式造成的后果可以传给孩子！）我们出生时的DNA是不会改变的，但表观遗传学告诉我们，生活方式因素在你是否会患慢性疾病上真正起到了决定性作用。这是个好消息，这意味着即使你有某种疾病的遗传倾向——例如肥胖、乳腺癌或阿尔茨海默病——你也可以在很大程度上控制自己是否患上这种疾病。当你可以调整自己的环境时，就可以真正改变基因表达方式，并使免疫健康回到正轨。

正面应对免疫功能紊乱的危机

诚然，有很多书教你如何获得健康和预防慢性疾病。但这些书的失败之处就在于，它们忽视了疾病的根本原因对不同的人来说是不同的，而疾病几乎总是与免疫系统有关。许多书将一种生活方式（如瑜伽、冥想或禁食）或一种饮食（如低脂、生酮、旧石器时代、无谷物或地中海饮食）作为治疗疾病的万能药和使每个人达到最佳健康状态的完美方式。虽然每一种都有明确的观点和研究来支持它们，但它们并不是对每个人都绝对正确或错误。由于免疫类型不同，我们中的一些人遵循一种生活方式或营养计划会受益，而另一些人则可能会受到负面影响。

在本书中，我们将采取更有针对性和个性化的方法。在下面几页中，我将教你如何具体地改变习惯、环境和饮食，以及使用更有针对性的自然疗法来促使你的免疫系统恢复平衡。这将帮你恢复健康的炎症水平，与环境中的微生物建立更健康的关系，并确保环境能使你的基因达到最佳表达。

我非常重视实现免疫系统的健康，因为免疫系统在正常工作时可以拯救生命，而在不正常时则会产生巨大的无效性和难以置信的破坏性。免疫系统中有一些细胞比世界上任何人造药物都要强大。例如，有些细胞可以给细菌注入化学物质并将其炸死；有些细胞可以识别并吞下整个有害寄生虫。然而，在其他情况下，同样的这些细胞可以排斥移植的器官，破坏我们自己的红细胞，或使人陷入过敏性休克。对一群肉眼看不到的细胞来说，这实在令人震撼，不是吗？我们的免疫系统有很多事情要做。每一天它都在监测接触我们的皮肤，以及从我们的鼻子、喉咙里流出来的一切。我们每天都会遇到约1亿个病毒和细菌，要防止它们感染我们的身体，所以免疫系统会启动，进入炎症状态，杀死它需要杀死的东西，然后在我们注意到之前就消退了。

免疫功能紊乱危机变得如此糟糕的主要原因之一是深入了解免疫系统的复杂工作原理可能需要多年时间。就像我们的激素或大脑一样，有太多关于免疫系统工作方式的问题需要解决。尽管如此，在过去的几十年里，我们已经了解了很多关于免疫系统的组成部分，它们结合在一起的方式，以及它们在保持我们的健康方面发挥的作用。对免疫系统有基本的了解是重建平衡的关键，所以在下一章，我们要回到课堂上。

2

免疫力101——了解你的免疫军队

还记得我说过人类的免疫系统对医学界的许多人来说是个谜吗？它由数不尽的细胞、受体和信使组成，甚至能让最聪明的人头晕目眩。嗯，我没有说谎。你可能在研究免疫系统的复杂性多年后，在阅读新的研究或报告时仍然抓耳挠腮。但接受挑战是很重要的，因为对免疫系统有基本的了解是至关重要的。我们在COVID-19大流行中吸取了这一教训，当时许多人都陷入困境，缺乏知识和信心来了解威胁的严重性，无法计算风险，并做出有助于保护自己的决定。许多人感到力不从心，准备不足，好像有很多事情要弥补。

但有一个好消息：你只需要CliffsNotes*版本的免疫系统来学习是什么在驱动你的免疫类型，并制订计划使免疫系统恢复平衡。本章将为你打好基础，使你了解你的免疫系统日常是如何工作的，以及当它偏向于闷烧、误导、过度活跃或虚弱时会发生什么。这里会介绍一些你可能从未听过的概念，所以请耐心听我说。我会试着把重点放在你真正需要的信息上，不会讲太多细枝末节，让你想把这本书丢在一旁。

---

* 译者注：美国常用的一套学生学习指南。

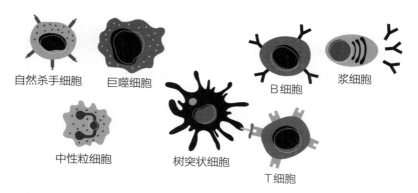

自然杀手细胞　巨噬细胞　B 细胞　浆细胞

中性粒细胞　树突状细胞　T 细胞

你自己的免疫军队

　　谈到免疫系统，有很多类比可以选择，但我认为最贴切的是把它描述成一支军队——生活在你身体里的私人军队！我们别无选择，只能与外部世界互动，面对伤害和疾病的威胁（除非我们愿意生活在气泡中），因此我们需要一个内置系统来对抗健康威胁。这个系统必须是迅速的、聪明的、有效率的，这意味着需要有很多活跃的战斗人员，为保护你的目标而共同努力，因此用军队来比喻最恰当。

　　你出生时，军队还不成熟，主要依靠母亲传给你的和母乳中的抗体来使你免受感染。正如我们已经了解到的，在来到世上的最初时刻，你会首次接种友好的微生物。这意味着在你出生的最初几天，免疫系统军队已经开始招募士兵并开始训练。就像军队被分为几个分支一样，你的免疫系统也是如此。两个主要分支被称为"先天免疫系统"和"适应性免疫系统"。每个分支有不同的目标和专门的士兵、武器和通信系统，但它们会共同协作以优化保护。

　　我们从先天免疫系统开始，它是由处于免疫系统战斗前线的士兵组成的。

先天免疫系统：前线士兵

假设你慢跑时在路边绊了一跤，在膝盖上留下一个大伤口，一瞬间，肮脏街道上的细菌通过破损的皮肤进入你的身体。很恶心，对吗？幸运的是，有大量先天免疫系统细胞昼夜不停地在你体内巡逻，努力识别许多细菌、病毒、真菌和其他入侵者所共有的特定模式和信号。

先天免疫系统负责我们的"非特异性免疫"，这意味着它启动了对抗原的一般保护性反应，而抗原是免疫系统可以识别的大多数入侵者表面都有的一种分子。"先天"一词的意思是"天生的"或"自然的"，所以先天免疫系统是我们与生俱来的一部分免疫系统，而不是为了应对后天遇到不同病菌时演化出来的另一部分免疫系统，这一点并不稀奇。先天免疫系统往往会随着年龄的增长而变弱。事实上，这就是为什么老年人患严重COVID-19的风险较高，而儿童不那么容易受影响。

先天免疫系统是我们抵御所有入侵和伤害的第一道防线，包括将有害物质挡在身体之外的物理和生理屏障。先天免疫系统的组成部分包括：

- 咳嗽反射，帮助排出可能刺激或感染我们的东西。
- 眼泪和皮肤油脂中的各种酶。
- 黏液的产生，可以捕获细菌和小颗粒，并帮助将其排出体外。
- 皮肤，作为体内和外界之间的物理屏障。
- 胃酸，有助于杀死通过食物和水进入体内的微生物。

先天免疫系统也由细胞组成，这些细胞被训练以应对许多外来物质（包括细菌、病毒和寄生虫）中的常见分子或抗原。你可以把这些细胞看作驻扎在整个身体不同地方的士兵，它们不断巡逻以寻找潜在威胁。免疫系统的力量在于它能对外来微生物做出极其迅速的反应，并防止它们在体内扩散，直到更多专门的细胞到达现场。因此，当街上讨厌的细菌通过开放伤口进入血液时，你的先天免疫系统会识别它并发出警报，唤醒一整队的防御者。

先天免疫的士兵：吞噬细胞、NK细胞（自然杀手细胞）和中性粒细胞

先天免疫军队中最关键的士兵被称为"专业吞噬细胞"。因为我成长于20世纪80年代，所以喜欢把它们看作免疫系统中的"吃豆人"*（或"吃豆女人"）。它们喜欢吞东西，"phago"在希腊语中意为"吃"，而"cyte"意为"细胞"。所以，基本上这些细胞是"专业吃货"。（这工作不错，对吧？）最重要的吞噬细胞类型是巨噬细胞、中性粒细胞和树突状细胞。正如你能从名字中猜到的那样，巨噬细胞是非常大的吞噬细胞。它们在皮肤、肺部和肠道等组织中游荡，扫描危险的入侵者，以便将其吞噬。当没有可吞噬的入侵者时，它们就充当免疫系统的垃圾收集者，清理细胞碎片，让你的身体保持最佳状态。当巨噬细胞开始变得有点不堪重负时，它可以与免疫系统的其他细胞沟通（通过一系列复杂的化学信使，很快会讲到），以获得支援。这就是中性粒细胞介入的时候。这些细胞"生来就是为了死"，不过在

---

* 译者注：原文"Pac-Men"，是20世纪80年代的一款经典街机游戏。

这之前它们会造成严重破坏。当中性粒细胞到达现场时，它们会摄取病原体并向其注入有毒化学物质，实际上是在一感染时就将其液化。（有趣的事实：这就是脓液的成因——感染时出现的浓稠的黄色或绿色液体。）这种化学液体的缺点是，它可能会对你的组织造成伤害，从而导致更多附带损害。一点点的化脓是可以的，但如果中性粒细胞造成的混乱没得到足够快的解决，而且继续存在感染源，这种有毒的循环会持续下去，并造成严重的损害和慢性炎症。

我们先天免疫军队中的另一个大兵被恰当地命名为"自然杀手细胞"，简称"NK细胞"。它是我们对抗许多类型感染的有力武器，但它的专长是对抗病毒。事实上，如果你有NK细胞的遗传缺陷，就很可能在控制某些病毒方面有问题，例如由单纯疱疹病毒和人类乳头瘤病毒引起的唇疱疹或疣。NK细胞也是我们识别癌细胞的主要弹药，并在它们复制和扩散之前将其摧毁。NK细胞可以致命，它们向感染病毒的细胞或癌细胞中注入酶，指示它们"自杀"。

关于先天免疫系统的讨论不能不提到最有趣的士兵之一——星形的"树突状细胞"。树突状细胞在先天免疫系统和免疫系统的另一个分支——适应性免疫系统——之间扮演着某种信使的角色。树突状细胞的工作方式与巨噬细胞类似，它们可以取样并吞噬入侵者的碎片，但并不完全吞噬它们，而是把它们迅速呈递给适应性免疫系统的细胞，以便更多专门的细胞能就下一步的措施做出明智的决定。树突状细胞倾向于在我们体内和外界的边界徘徊，不断在皮肤、鼻子、肺和消化道巡逻。

正如你所看到的，先天免疫系统有很多士兵每天24小时在我们体内巡游，共同致力于杀死危险的入侵者和癌细胞，又在事后收拾残局。看起来是很多复杂的后勤工作，不是吗？是的！幸运的是，免疫系统有高度复杂的通信网络，这确实是我们免疫力的秘密武器。没有它，免疫系统将只是一群没有任何行进命令的细胞在瞎折腾。

细胞因子的奇妙世界

你能想象如果整个国家的手机信号塔、固定电话、数字网络和邮件服务系统都瘫痪了会是什么样吗？一想到我们会陷入什么样的困境，我就不寒而栗。显然，如果没有任何通信，社会将崩溃。嗯，细胞因子系统对免疫功能来说就是这么关键。事实上，5G对细胞因子没有任何影响。

有超过100种已知的细胞因子化学物质在免疫细胞之间充当信使。我们所有的免疫细胞都通过其表面的受体分泌和接收不同的细胞因子信息，这些受体有点像小型信号塔或Wi-Fi路由器。细胞因子经常有个坏名声，因为它们会导致严重的炎症问题，如"细胞因子风暴"、移植排斥反应和感染性休克，但当你仔细看细胞因子时，会发现对它们的完全诋毁是不公平的，这也是过度简化身体系统会把我们引入歧途的一个例子。为什么呢？因为有大量的促炎、调控和抗炎的细胞因子每天都在发挥作用，让你能活着，并保持健康和平衡。它们都是必要的。

那么，什么是细胞因子，又有多少种呢？如果我列出你体内所有的细胞因子，你会眼花缭乱。（细胞因子有很多种类型，每种类型中又有不同的家族，能延伸出100多个令人困惑的名称和符号。）

好消息是，没有必要把每一个都记住。要了解你的个人免疫类型是如何形成的，以及你可以如何改变它，只需要掌握一些说法。你只要知道，当细胞因子的信号正常时，它们是免疫系统的巨大资产；但当信号出现问题时，它们可能成为导致免疫问题和产生四种免疫类型的重大诱因。所以请喝杯浓咖啡，坚持几分钟。下面这些就是我们需要熟悉的一些主要的细胞因子家族。

1. 白细胞介素（ILs）

这些化学物质大约有40种，每种都在对抗各种感染以及平息免疫反应方面发挥着巨大作用。它们最重要的作用之一是引起发烧，这有助于提高体温以对抗微生物。白细胞介素是由先天免疫系统和适应性免疫系统的许多细胞分泌的。在适当的数量下，它们对我们有益，但当它们失去控制时，往往会导致慢性炎症和过敏，这使得它们与多种免疫类型有关。

2. 干扰素（IFNs）

这些家伙是抵御病毒和肿瘤的关键。它们有三种基本类型——α、β和γ，它们因能"干扰"病毒和癌细胞的繁殖而得名。你可以把它们看作求救信号，因为干扰素是从病毒感染的细胞和癌细胞中分泌出来的，是一种求救信号。它们向其他细胞（如NK细胞和巨噬细胞）发出信号，让它们来杀死坏细胞。它们也是造成你生病时发烧和身体疼痛的部分原因。干扰素疗法有助于治疗癌症和肝炎，某些干扰素阻断剂可以用于治疗自身免疫性疾病，如多发性硬化症和类风湿性关节炎，这些疾病的发生是由于干扰素信号传导有误。

3. 肿瘤坏死因子（TNF）

顾名思义，这种化学物质参与帮助降解癌细胞，但也能对抗病毒和细菌。TNF由巨噬细胞分泌，帮助招募如中性粒细胞和自然杀手细胞的其他细胞，在出现感染时加入战斗。TNF也是由特定类型的T细胞（是适应性免疫系统的主要细胞类型之一，下文即将介绍到）分泌的关键细胞因子，可以保持对抗入侵者和细菌产生的炎症。当TNF信号不正确时，它将成为几种自身免疫性疾病中出现的重要组织破坏者。事实上，治疗克罗恩病和类风湿性关节炎等疾病的药物经常阻断TNF的信号传递。

就是这样，还不算太糟，对吧？稍后，当谈到你的特定免疫类型时，你会对生活方式如何影响细胞因子信号系统有更深入的了解，不管是好是坏！

你的适应性免疫反应：特别行动小组

先天免疫系统在抵御所有抗原物质方面都非常出色。它可以在危险被检测到的当下就开始行动，但有时这还不够。细菌和病毒是相当狡猾的生物，它们可以逃避防御措施，变异为更有抵抗力的病原体，可以欺骗并压倒我们的先天免疫系统。这种情况发生时，先天免疫系统就需要请求支援。幸运的是，我们有一套熟练的细胞，它们可以迅速进入状态以适应这些挑战，以一种更有针对性的方式识别入侵者，并创造记忆细胞，在抗原再次出现时保护我们，即使是在几年或几十年之后。好比一个士兵试图完成作战任务，但后来意识到自己力不从心，只好请求支援，让接受过特种作战训练的士兵们加入进来，拯救局面。这些特种士兵就是你的适应性免疫细胞，它们负责"获得性"或"抗原特异性"免疫。

B细胞和T细胞：你的适应性免疫反应的士兵

关于适应性免疫反应，我们要了解的主要信息是，它是针对抗原的，并在我们长期接触更多病菌的过程中获得（因此被称为"获得性免疫"和"抗原特异性免疫"）。适应性免疫系统有记忆，这解释了为什么同样的病毒我们不会感染两次，也是疫苗有效的原因。适应性免疫反应也帮助我们区分身体自身组织和外来入侵者，这意味着它对预防自身免疫疾病至关重要。适应性免疫系统的两种主要细胞对这些活动来说必不可少，被称为淋巴细胞，包括B细胞和T细胞。

B细胞和抗体：身体的数据收集器

B细胞之所以难能可贵，有两个重要原因。首先，它们的"记忆力"很好，其次，它们可以产生抗体，抗体是针对病毒或细菌上的特定抗原而产生的蛋白，使我们对由特定感染引起的疾病具有免疫力。刚发育出的B细胞有潜力识别成千上万种不同病毒和细菌，但在接触到特定的病毒和细菌之前，它们是不活跃的，只是在我们的淋巴结中待命。但是一旦接触到抗原（通常是在被感染的细胞或细菌的表面），B细胞就会离开淋巴结进入血液循环。一旦如此，它就会转变为两种细胞中的一种：①一种不同类型的B细胞，被称为"血浆B细胞"，产生大量针对抗原的抗体；②一种"记忆B细胞"，它会在你体内留存多年，这样当你再次接触到抗原时，记忆B细胞就能迅速保护你。正如你可能已经猜到的那样，血浆B细胞和记忆B细胞是疫苗产生长期保护性免疫力的原因，也是为什么和患水痘或单核细胞增多症一样，我们通常不会因同一种感染而生病两次。

正如我们刚才所了解的，血浆B细胞的主要工作之一是制造抗体，也叫免疫球蛋白（immunoglobulin，简称Ig）。抗体的作用是识别特定的入侵者，抓住它们，并将其标记为其他免疫细胞的破坏对象。抗体有几个"类型"，其外观和作用各不相同。最重要的免疫球蛋白是IgM、IgG、IgA和IgE。IgM是我们对抗抗原的"早期防御"抗体。它能高度有效地标记入侵者，以便让其他细胞来消灭，但它的生命期很短。因此在产生IgM后，B细胞会转向产生IgG，使我们能长期对抗原有抵抗力。这些IgG抗体可以持续数年甚至终生存在。IgA抗体是我们拥有最多的抗体，因为它们覆盖我们所有的黏膜表面，如口腔、肺部、鼻窦和消化道。它们通常不在血液中流动，而是固定在原地。就像酒吧里的保镖一样，IgA在保护我们的身体方面发挥着巨大作用，它使我们免受有害入侵者（尤其是病毒）的侵袭。最后，IgE是"过敏性抗体"，作用是保护我们免受寄生虫的入侵。它可以识别和标记讨厌的蠕虫和变形虫，以便其他细胞能将其消灭。但当它失衡时，IgE就会协调组胺和化学物质的释放，这些物质会导致恼人的季节性喷嚏、流鼻涕、哮喘和食物过敏。

如果你在想"哇，B细胞似乎相当重要"，的确如此！它们太重要了。虽然听起来它们已经可以兼顾一切，但B细胞并没有也不可能完全独自运作适应性免疫系统。它们从我们刚刚了解的细胞因子信息传递系统中得到了很多帮助。细胞因子信号帮助B细胞了解它们是需要制造IgG来对抗链球菌性喉炎，还是制造IgA来杀死你的小孩从托儿所带回来的轮状病毒，又或者制造IgE来消灭你在印度静修时感染的寄生虫。B细胞也需要适应性免疫系统中另一类主要细胞的帮助：T细胞。下面我们将了解到，T细胞是四种免疫类型的主要潜在影响因素之一，它决定了我们是否有过敏症，是否能对细菌和病毒产生有效反应，甚至决定了我们是否会患上炎症或自身免疫性疾病。

T细胞：免疫系统的将军

尽管B细胞及其抗体令人惊叹，但适应性免疫系统的真正力量在于T细胞——王牌细胞。T细胞有两种主要类型——"辅助性T细胞"和"杀伤性T细胞"。杰出而多才多艺的辅助性T细胞是免疫反应背后的真正策划者，这一点在20世纪80年代的艾滋病流行期间灾难性的后果中被证明。如何证明的呢？因为HIV病毒专门攻击和破坏辅助性T细胞，导致严重的免疫力缺失，使HIV阳性患者死于通常没什么大不了的疾病。自20世纪80年代以来，我们对辅助性T细胞已经了解了很多，它们就像免疫系统的数据科学家。辅助性T细胞接收来自先天免疫系统细胞的信息，比如我们之前了解的巨噬细胞和树突状细胞，辅助性T细胞可以翻译这些信息，使身体能够了解所面对的对手。辅助性T细胞可以回答如下问题：我们面对的是什么？是真菌、寄生虫、细菌，还是病毒？问题在身体的什么地方？哪些免疫细胞需要被提醒？

一旦T细胞获得这些信息，情况就明朗了许多。根据你正在处理的入侵者的类型，定制的辅助性T细胞亚型会被制造出来对付它。在T细胞接触到任何病原体之前，它是"初始"的，但一旦它知道要对付的是什么，就会转变为特定的辅助性T细胞。这整个过程使免疫系统能精确且有效地清除感染和修复炎症。特定辅助性T细胞亚型的存在也在形成四种不同的免疫类型中起着核心作用。为什么？因为一旦身体开始产生这些不同类型的T细胞，有时就会陷入一种模式中，使同一类型的T细胞产生过多，导致不平衡。四种主要的辅助性T细胞亚型是Th1、Th2、Th17和调节性T细胞，其中任何一种细胞过多都会改变免疫反应并导致不同的症状和疾病。

更糟糕的是，一旦辅助性T细胞确定成为Th1、Th2、Th17或调节性T细胞中的一种，它们就不能再改变了。它们开始分泌细胞因子，促使同类细胞增殖，形成滚雪球效应。如果不加以干预，这种辅助性T细胞亚型的不平衡或主导地位（也被称为"T细胞极化"），就会影响细胞因子信号，导致闷烧型、误导型、过度活跃型或虚弱型免疫类型。

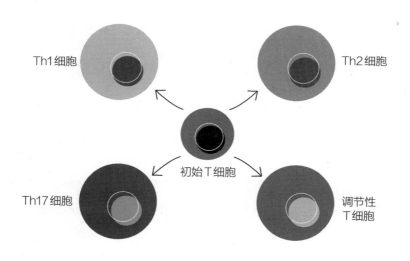

另一种T细胞是杀伤性T细胞。这些细胞能直接摧毁受感染的细胞，类似于先天免疫系统的自然杀手细胞。杀伤性T细胞的特点是它们能识别特定的入侵者，如病毒、癌细胞或以某种方式受损的细胞，然后自行将其全部消灭。杀伤性T细胞在正常情况下是非常有帮助的，但当其平衡被打破，就会给身体带来麻烦。事实上，杀伤性T细胞被认为与多种疾病的进展有关。例如，在青少年糖尿病（1型）中，杀伤性T细胞破坏了胰腺中产生胰岛素的细胞，而在类风湿性关节炎中，杀伤性T细胞破坏了关节组织。[1]然而，如果没有杀伤性T细胞，我们就无法对抗像艾巴氏（EBV）这样的病毒。[2]

开始免疫力恢复计划时，重点之一是保持健康的T细胞平衡，特别是辅助性T细胞。好消息是大多数辅助性T细胞及其亚型在完成工作后并不能存活太久，因此有充分的机会扭转滚雪球效应，回到正确的轨道上。可以通过改变几种生活方式来做到这一点：睡眠、压力、肠道健康、环境和营养习惯。通过具体的转变，我们可以针对T细胞的行为，将不平衡的免疫类型转变为健康且强大的免疫类型。

免疫系统军队术语表

哟！你成功了。恭喜你，现在你是自己的免疫系统专家了。在这一章中我讲了很多，如果你没有记住所有的东西，不要担心！我为刚刚提到的术语创建了术语表，建议把下面两页标记下来，在你遇到不记得的单词或名字时随时回来看看。特别是开始讨论生活方式的改变时，我会引用一些研究来衡量辅助性T细胞、抗体和特定细胞因子等因素，所以有快速参考指南会很有帮助。

> **1. 抗原：**细胞内和细胞表面的分子或结构，可以被免疫系统识别。它们存在于外部入侵者身上，也存在于我们自身的细胞、食物分子和毒素中。根据定义，它们可以引起抗体反应。
>
> **2. 先天免疫系统：**身体的第一道防线，立即做出反应以减缓损伤或感染的扩散。它能产生"非特异性"免疫，这是我们生来就有的。
>
> **3. 吞噬细胞：**免疫系统的"吃豆人"。它们是专业的"食客"，吞噬微生物以及受损细胞。有三种主要类型：
>
> · **巨噬细胞：**大型吞噬细胞，存在于身体组织中，扫描危险的入侵者，以便吞噬它们。还会清理细胞碎片，充当免疫系统的"垃圾收集器"。
>
> · **中性粒细胞：**摄取病原体的吞噬细胞，但也向入侵者注入有毒化学物质，从而产生需要清理的有毒残渣。
>
> · **树突状细胞：**这些星形细胞是先天免疫系统和适应性免疫系统之间的信使，采样入侵者的碎片，然后将其呈现给B细胞和T细胞。
>
> **4. 自然杀手细胞（NK细胞）：**这些先天免疫细胞将致命的酶注入被病毒感染的细胞或癌细胞中，给它们下达死亡指令。
>
> **5. 细胞因子：**是先天免疫系统和适应性免疫系统的化学信使。常见的细胞因子有肿瘤坏死因子（TNF）、干扰素（IFNs）和白细胞介素（ILs）。细胞因子的信号传导问题可以被看作四

种免疫类型中的免疫系统失衡的根本原因。

6. 适应性免疫系统： 负责我们的"抗原特异性"或"获得性"免疫反应，这是后天建立的。

7. B细胞： 适应性免疫细胞，产生免疫记忆并制造对某一抗原有特异性的抗体。

· **血浆B细胞：** 产生抗体。

· **记忆B细胞：** 对特定的抗原产生记忆，提供长期保护。

8. 抗体： 由血浆B细胞制造的蛋白质，能够锁定入侵细胞的表面，并标记它们，以便让其他免疫细胞来破坏。

9. T细胞： 这些适应性免疫细胞繁殖和分化成辅助性T细胞或杀伤性T细胞。

· **辅助性T细胞：** 刺激B细胞产生抗体，影响细胞因子信号传导，并帮助杀伤性T细胞发育。辅助性T细胞有四种主要类型：Th1、Th2、Th17和调节性T细胞。

· **杀伤性T细胞：** 在细胞因子的激活下，杀伤性T细胞直接与已经被外来入侵者感染的细胞结合并杀死它们。

我们了解了免疫功能紊乱的危机，并对免疫系统中的主要参与者有了基本的了解，现在是时候更深入地探讨究竟是什么使免疫系统出了问题，形成了四种免疫类型。这个问题的答案就是似乎每个人都在讨论的流行语——炎症。是什么导致了慢性炎症？是什么首先触发了它？我们真能对它做些什么吗？这些问题以及更多的问题将在下一章得到解答。

3

慢性炎症——免疫系统失调的核心问题

如何发现慢性炎症？需要特殊的 X 光吗？慢性炎症把自己隐藏在许多日常可见的伪装里。我在我的病人格雷格（Greg）身上看到了这一点，他有高血压，而且体重不断增加，还有比尔（Bill），他一直在生病，压力很大。凯莉（Kelly）也是如此，她的哮喘在不断加重，而瑞秋（Rachel）的关节炎也愈演愈烈。从表面上看，这些人病情并不一样，但往深处看，你会发现他们有一个共同点——慢性炎症。这是导致免疫类型失衡和所有医疗困境的根本原因。这些不平衡并不是一夜之间就出现的，而是多年甚至几十年的接触、压力和其他因素的结果，最终导致了疾病的确诊。这就是为什么我们将在本章中更深入地研究炎症，以及它是如何影响这四种免疫类型的。

炎症——难以忍受，却不可或缺

公元 1 世纪罗马学者塞尔苏斯（Aulus Cornelius Celsus）用拉丁语词汇 *rubor*、*calor*、*dolar* 和 *tumor* 来描述炎症。[1]虽然我们如今对炎症的了解比两千年前要多得多，但"红、热、痛、肿"仍然是对发炎的准确描述。诚然，这四个词听起来并不怎么有趣。如果你在新闻、博客或其他书籍中读到任何关于炎症的内容，可能会有这样的印象——它都是坏的，你要在生活中完全消灭它。在许多圈子里，"抗炎"已经成为"健康"的同义词。

这只说对了一半。更准确的描述是：炎症是生命的必要部分，是免疫系统激活不可分割的组成部分，保护我们免受各种伤害。

能挽救生命的炎症反应是这样的：假设你扭伤了脚踝，在几个小时内，它肿得像个红气球，有瘀青，而且疼痛，无法行走。太好了！这是你的免疫系统在起作用，它打开血管，带来体液、血液和白细胞，以纠正组织损伤并治愈损伤，这样你就可以在几天后离开拐杖了。当你感染链球菌性喉炎时也会发生同样的事情。你的淋巴结肿大、喉咙发红、发烧，扁桃体上有脓液，这些都会在一个星期左右解决。在第一种情况下，受伤的韧带和肌肉激活了炎症反应，而这种反应会治愈扭伤造成的损害。在链球菌性喉炎和其他感染的情况下，你的身体会试图抵御危险的外来微生物，所以这里的炎症反应是以杀伤力为重点。如果没有快速的炎症反应，你就会一直生病。病毒、细菌和其他感染几乎每时每刻都会导致严重疾病，而且需要很长时间才能从伤病和手术中恢复过来。因此，要庆幸你能在一开始就发炎。然而，在感染或受伤痊愈后，往往会有附带损害，所以健康的炎症反应的第二部分是解决和清理混乱。而这往往是事情开始出错的地方。

当炎症带来伤害而不是帮助时

免疫系统的核心任务是通过寻找并消灭危险的细菌、病毒、寄生虫和癌细胞来保持我们的生命健康。要做到这一点，就必须在短期内发炎，杀死这些不速之客，然后迅速逆转进程，清除和修复损害。这一过程很像森林大火中的可控燃烧——土壤、森林和天气条件需要完美，形成有效燃烧，而不是引起熊熊大火。免疫系统需要一支训练有素的队伍来执行它的工作，而不会出现溢出效应。

不幸的是，事情并不总是按计划进行。当我们体内有受损组织或感染性微生物时，该区域的细胞就开始以细胞因子的形式发出求救信号。这是免疫细胞（如中性粒细胞）的战斗号角，它们会来到该区域吞噬微生物和受损组织。正如之前所说，中性粒细胞在完成其杀灭工作后会死亡，被称为"细胞凋亡"，或程序性细胞死亡。细胞凋亡是一种非常整齐和有组织的死亡，需要几个小时，并可能发生在身体的所有细胞上，而不仅仅是免疫细胞。事实上，当细胞被执行死亡时，它们会设置一个内部计时器，就像定时炸弹，然后发出信号给巨噬细胞（记住，它们是免疫系统的"吃豆人"和垃圾收集器！），让它们冲进去吃掉整个细胞和它的内容物，收拾好残局。这个过程甚至会发出额外的抗炎信号，以平息威胁后的炎症。（我一直认为，中性粒细胞最后的垂死挣扎是为了告诉身体"现在一切都好了"，这是相当惊人的。）

但是，当周围没有足够的巨噬细胞来完全清理和解决这个烂摊子时会发生什么？充满死亡微生物的中性粒细胞就像堆满垃圾的恶臭垃圾桶一样在原地等待。当它们没有被吞噬时，就会开始泄漏有毒的内容物，这只会造成更大的损害，刺激更多的炎症细胞因子信使，并吸引更多中性粒细胞到该区域，这就需要更多巨噬细胞来清理垃圾。如你所见，混乱的循环随之而来：细胞死亡，清理不足，更多细胞死亡，导致需要更多的清理。这种无法解决的炎症是许多疾病背后的关键问题之一。事实上，未能清除这些死亡的中性粒细胞是导致自身免疫性疾病的主要原因。

我们持续发炎的另一种情况是由于故障的危险信号无法关闭。我的意思是在我们所有的细胞中，有一组危险感应蛋白质，被统称为NLRP。这些蛋白质能够感知我们的细胞被微生物感染或被毒素破坏，甚至能够感知附近有受损和死亡的细胞。就像自我毁灭的特洛伊木马，这些NLRP蛋白在细胞内结合并形成一种被称为炎性小体的结构，它指导细胞走向被称为"细胞焦亡"的烈性自我毁灭。这样做是为了防止像病毒那样不能在细胞外生存的感染扩散，同时发出超级炎症细胞因子，如白细胞介素-1β（IL-1β），提醒免疫系统的其他部分注意附近的威胁。这种情况经常发生，通常平衡可以很快恢复，但有时这种危险信号和炎性小体的活动被卡在开启的位置，许多细胞被激发，向它们周围的细胞发送危险信号，并鼓励它们做同样的事情。慢性病毒感染和毒素可以发出这种炎性小体活动的信号，我们心脏血管中的受损组织、痛风关节中的尿酸晶体，甚至阿尔茨海默病患者大脑中的斑块也可以发出这种信号。如你所见，这是体内慢性炎症导致更多炎症和细胞死亡的另一种方式，也是另一个说明如何消除慢性炎症来源的例子，也就是通过防止炎性小体失控的持续循环，帮助免疫系统变得更健康的例子，稍后会介绍这些。

最后，另一种炎症促进剂是我们所有细胞中都有的一种蛋白质，被称为NF-κB（核因子卡帕B）。这种蛋白质在细胞内游荡，等待诸如受损细胞、病毒、毒素、炎症细胞因子或者任何触发因素的信号出现。当信号到来时，它会激活NF-κB来转录我们的DNA，开启基因来制造蛋白质。这听起来不算糟糕，但这些蛋白质的目的是激活免疫细胞和细胞因子，加剧炎症。如果你在想："哇，这对我来说有点复杂了……"我完全理解。明知道你并没有报名本科水平的免疫学课程，我为什么还要告诉你炎性小体、NF-κB和细胞凋亡呢？因为我想让你了解你的炎症目标。就像中国伟大的军事家孙子所说的那样："知己知彼，百战不殆。"

当我们能够想象出不健康的生活方式是如何打开这些炎症开关的，以及健康的生活方式是如何关闭它们的，我们就更容易去拿一块新鲜水果而不是糖果棒。毕竟，与其只是猜想你晚上喝的姜黄茶是否有助于缓解炎症，不如知道你每喝一口都在关闭NF-κB系统，并朝着一个不常发炎的未来迈出一小步。知识就是力量。

细胞因子风暴和被干扰的免疫系统

我们刚刚了解到不健康的炎症反应背后的一些相当复杂的机制。回顾一下，失常的免疫反应通常有三个主要原因：

· 在不需要的时候触发炎症。

· 炎症没有得到解决。

· 炎症的源头一直没有消失。

接下来顺理成章的问题就是：我们能做些什么？你可能觉得炎症

反应存在于身体的深处，无法控制它。但你错了！事实上，当我们需要减少慢性炎症以使免疫系统恢复平衡时，首要任务应该是加倍努力找出生活中不必要的炎症的来源。这并不奇怪，也是免疫力恢复计划的重要部分。

对这一点最好的解释是，我们的身体很聪明，但有时可能……嗯，不那么聪明。作为人类，我们不断向身体引入使之发炎的东西，导致免疫系统从更重要的保护我们免受危险入侵者的工作中分心。这些干扰可能是摄入过量的糖，睡眠不足，过度运动，久坐不动，或饮酒过量等任何损害身体组织或给身体带来压力的因素。这就像当你应该专注于工作的重要截止日期时，却不断检查电子邮件和社交媒体。当我们全身都有非生产性的炎症来应对这些炎症诱因时，免疫力就会被稀释，使我们更容易受到日常威胁，而这些威胁本不是什么大问题。

这一事实在COVID-19大流行中得到了证明。我们看到糖尿病和心脏病以及高龄都是导致SARS-CoV-2预后不良的危险因素。这些状态下的慢性炎症削弱了先天免疫系统，使病毒进入并在体内扩散而不被察觉。在"细胞因子风暴"的情况下，适应性免疫系统接过担子，并在保护身体的最后尝试中，开始以完全失控的方式在全身制造炎症细胞因子。这种"细胞因子风暴"大量损害了我们的细胞，引发了繁忙的修复反应，却无法跟上损害的步伐，最终导致感染性休克，预后很差。通过消除不必要的慢性炎症，我们可以确保免疫系统为威胁做好准备，并防止像这样的致命结果。

找到炎症的根源

免疫系统的内部运作和炎症反应是非常复杂的，但实际上慢性炎症的原因很简单。更妙的是，它们几乎完全在你的控制范围之内。这意味着通过做出我们在本书中讨论的改变，就能帮到你的免疫系统，将慢性炎症和免疫系统受干扰的风险降到最低。

在生活中，非生产性炎症的最大来源是我们吃进嘴里的东西。每天你都会对筷子末端的东西做出选择，其中一些会导致炎症，而另一些则会减少炎症。食物中最大的炎症来源是：

- 不健康的油：某些脂肪含量较高的食物，如多不饱和的工业种子油，如大豆油、菜籽油（油菜籽油）、葵花子油、玉米油、棉籽油、"蔬菜"油、红花籽油、花生油和葡萄籽油，都应该避免食用。多年来，我们被灌输要多吃富含多不饱和脂肪酸-6的植物油，但更新的数据显示它们非常不稳定，并与炎症性疾病有关。[2]相反，我们应该关注天然食物中的健康脂肪，如坚果和种子、橄榄油、有机椰子油和野生鱼类等。虽然饱和脂肪多年来一直被认为是心脏病的主要原因，因为它可以增加一些人的总胆固醇，但我们现在知道，一些饱和脂肪——无论是来自椰子还是鸡蛋，只要它们有高质量的有机来源，并且不过量食用，就可以成为健康饮食的一部分。

- 反式脂肪：应该像避免瘟疫一样避免反式脂肪。这些脂肪是被合成为固体脂肪的液体油，存在于酥油、人造黄油和许多零食中，如饼干、曲奇、比萨、快餐，甚至是花生酱！反式脂肪会提高低密度脂蛋白胆固醇和胰岛素，降低有益的高密度脂蛋白胆固醇。它们与许多疾病的增长有关，比如心脏病、肥胖症、结肠癌和糖尿病。[3]

- 糖：毫无疑问，如果你想做一件事来降低体内的炎症，我会建议在你的饮食中尽可能地去掉多种形式的过量糖。这包括明显的糖，如高果糖玉米糖浆和糖果、苏打水和烘焙食品中的蔗糖，也包括一些含有大量糖分的所谓健康食品，如麦片、蛋白棒、酸奶、素食和无麸质烘焙食品以及果汁。研究表明，大量摄入添加糖与心脏病、肥胖症、糖尿病和脂肪肝的增加有关。[4][5][6]甚至像意大利面、白面、面包和其他淀粉类的精制碳水化合物也会在体内转化为过量的葡萄糖，并加剧炎症。这并不意味着你应该采用超低碳水化合物的饮食，因为这会给你的情绪、睡眠和能量水平带来一系列问题。黄金法则是专注于富含膳食纤维的全植物碳水化合物——蔬菜、水果、豆类和全谷物中的碳水化合物，而不是简单的精制碳水化合物。

- 过量酒精：是的，我知道，该怎么看待法国悖论和喝红酒对你有好处的事实呢？不过这些并没有真正得到证实。实际上，酒精对我们的免疫系统有多种有害影响，包括削弱肠道免疫屏障，破坏微生物群，并给我们的细胞造成严重的氧化压力。[7]一旦在肝脏中被分解，乙醇就会产生毒素，随着时间的推移，会增加患癌症和提前衰老的风险。当你考虑到这一点时，就有点失去乐趣了，不是吗？总的来说，酒应该尽量少喝，尽管有许多行业数据表明它的好处，但这些数据还没有被证实。

导致慢性炎症的不仅仅是食物，还有其他的诱发因素：

· 多余的身体脂肪：对抗炎症的一个关键是保持你的身体成分处于健康的位置。这可能是不言而喻的，但你体内过多的脂肪——特别是腹部周围的脂肪——会使你发炎。事实上，内脏脂肪就像它自己的器官一样，分泌出大量炎症细胞因子，会导致你患上代谢综合征。[8]

· 烟草：这应该不难理解，但即使二手烟甚至三手烟中的化学成分也是致癌物。这些产品在身体组织中造成的损害使我们一直处于发炎和不断修复的状态。

· 压力：慢性的、未经管理的情绪和身体压力会增加炎症细胞因子的释放，有高度身体和情绪压力的人有更高水平的炎症。事实上，C反应蛋白（CRP）是一种炎症的标志，在急性压力下会上升。[9]

· 缺乏睡眠：睡眠不足或睡眠质量差是导致炎症的重要因素，这也是为什么睡眠不足是慢性代谢疾病（糖尿病、肥胖、心脏病和中风等）的主要诱因之一。

· 久坐不动：久坐就是另一种吸烟。人类生来就需要运动，但鉴于现代生活方式——通勤上班，坐在办公桌前，盯着屏幕，我们已经过度久坐了。更长时间的久坐与2型糖尿病患者的IL-6（一种炎症细胞因子）有关，而减少久坐时间与女性CRP水平的改善有关。[10]

· 环境中的毒素：环境中的化学物质可以干扰免疫系统，为慢性炎症铺平道路。研究表明，接触污染可以通过增加氧化压力以及改变炎症反应和免疫调节，对健康造成不利影响。[11]

- 肠道菌群失调和肠漏：肠道健康失调对身体各个部位的炎症来说都是坏消息。研究表明，当肠道屏障受损时，未消化的食物会渗入血液，引发系统性的炎症反应。[12]

如你所见，最常见的慢性炎症诱因都是你可以控制的。而你要遵循的免疫力恢复计划就是围绕上述因素设计的，这并不是巧合。

感染了吗？

上面讨论的因素在很大程度上是你可以控制的，而且与生活方式有关。但是慢性炎症的其他原因就比较神秘，不为人知。事实上，免疫失衡和慢性炎症的最重要根源之一是你可能没有意识到的旧的、慢性的或隐藏的感染。科学文献已经确定了许多病毒和细菌感染是疾病发展的诱因。来看看其中一个在美国的最大杀手——心脏病。有很多生活方式因素（糖、压力、吸烟）会导致心脏病，但隐性感染呢？事实上，有升高的疱疹病毒（HSV-1）和肺炎衣原体抗体的病人患冠心病的风险更高。其他与心脏病有关的感染来自牙龈卟啉菌（来自牙周病）、幽门螺旋杆菌（发现于消化性溃疡）、甲型流感病毒、丙型肝炎病毒和巨细胞病毒（CMV）。[13][14] 很有意思，不是吗？

许多自身免疫性疾病也与之前的或慢性的感染有关。[15] 这是由几种潜在机制造成的，包括分子模拟、旁观者激活和病毒的持续存在。简而言之，"分子模拟"意味着部分病毒或细菌可能与人体细胞有一些相似之处，因此免疫系统在攻击感染时可能会混淆并攻击我们的组织。这种情况发生在儿童风湿性心脏病和反应性关节炎中，这些疾病源于链球菌性喉炎的感染，可以触发针对心肌和关节的抗体。[16] 已知许多病毒都会触发分子模拟，包括乙型肝炎和艾巴氏病毒。事实上，最近的研究发现，在系统性红斑狼疮患者中，艾巴氏病毒的发病率偏高。[17] "旁观者激活"是指在病毒感染附近区域的某些 T 细胞的激活。尽管这些"旁观者"并不是病毒所特有的，但它们会被附近的细胞因子的释放所触发。这有点像免疫的同侪压力。

最后，病毒和细菌感染的"持续存在"会导致慢性免疫激活，因为如果感染没有被清除，免疫系统将保持高度警惕。这是未解决或未诊断的莱姆病引发自身免疫性疾病（如类风湿性关节炎）的方式之一。[18][19]

最近，有证据表明，在一些感染了导致 COVID-19 中的 SARS-CoV-2 病毒的人出现了一种自身免疫现象。[20] 在患新冠肺炎的儿童中，有人出现了类似于川崎病的自身免疫性疾病的神秘症状，被称为小儿多系统炎症综合征。[21] 此外，其他自身免疫性疾病，如免疫性血小板减少症、甲状腺炎和吉兰-巴雷综合征，在新冠肺炎康复后的病例中也越来越常见。[22] 最近一项尚未发表的研究使这一理论更加可信，即这种病毒会刺激某些患者的自身免疫反应。154 名新冠肺炎康复后的患者被发现对抗自身细胞因子和免疫细胞中的蛋白质的自身抗体有明显增加。[23] 尽管目前还不清楚这是否解释了新冠"长途运输者"身上的一些症状，但它确实表明，即使在消失后，这种病毒也能和其他病毒一起破坏免疫系统。[24]

自噬：我们的秘密细胞清理武器

之前，我们讨论过炎症反应是如何留下一片狼藉的。而当这个烂摊子变得太大，慢性和非特异性的炎症就随之而来。幸运的是，我们有一种令人难以置信的持续的自然机制，用来在引起炎症反应之前清理受损细胞。这个神奇的过程被称为自噬，也叫"自食"[25]，其主要功能是细胞回收。就像通过扔掉多余的纸张和垃圾来整理办公室，使你更有效地工作，或者像近藤麻理惠*那样打造极简主义的胶囊衣橱，加快你早上做常规事务的速度，你的细胞也可以把它们的垃圾扔出来，变得更健康、更精简。自噬与巨噬细胞进行的垃圾收集不同，因为巨噬细胞是在应对感染、死亡细胞或有毒废物时被调用的，而自噬发生在健康细胞中，类似于定期的细胞维护。它有助于保持细胞内环境的整洁，从根本上防止慢性炎症发生。在自噬过程中，你的细胞接受调整，以便能活得更久，而不会被标记为毁灭的对象。就像定期检修汽车使它持续运转很多年一样，自噬是一种防止或延缓细胞死亡的方法。

在自噬过程中，旧的受损蛋白质和细胞部件被溶酶体（像是细胞内的小器官）收集起来，倾倒在类似于回收箱的地方。在这里，旧的受损成分被烧毁并回收为能量，或转化为全新的细胞部分。没错！这就是自噬。自噬也帮助细胞抛弃内部的病原体，如病毒、寄生虫和细菌。[26]研究还表明，自噬有助于预防许多慢性疾病，如阿尔茨海默病、自身免疫性疾病和癌症，是长寿的关键。[27][28][29][30]

---

* 译者注：日本著名收纳达人、空间规划师。

专注于提高自噬能力是免疫力恢复计划的重要部分，因为它有助于减轻免疫系统的负担，并减少非特异性炎症。提高自噬能力最简单和最便宜的方法是间歇性禁食。如果你想知道为什么养生界对禁食如此痴迷，自噬就是答案。[31] 基本上，当我们限制卡路里或长时间不进食时，葡萄糖储备就会变得稀少，我们的身体就需要其他能量来源。这就启动了自噬过程。最终的结果是有了更健康的细胞，增强了免疫耐受性和活性，减少了慢性疾病。[32]

消除自由基

当免疫细胞被调用来杀死微生物时，它们会用一些非常讨厌的化学物质来杀死细菌。这会导致有害物质的释放，即自由基。这些活性物质是正常的，但需要被压制，否则它们会四处游走，破坏细胞和DNA。太多的自由基四处游荡会导致氧化压力，有点类似于细胞随着时间的推移而生锈。其他常见的自由基来源还有阳光中的紫外线辐射和你吃、喝、呼吸的毒素。甚至当细胞产生能量时，也会产生自由基作为副产品，所以它是我们每天都要面对的事情。不过，有解决方案。在自由基造成太多伤害之前，中和自由基的关键是抗氧化剂。我们会在后面讨论更多营养问题时深入研究抗氧化剂，现在只要知道这些奇妙的物质，如维生素C、维生素A和维生素E，可以中和自由基，并有巨大的抗炎和促进自噬的作用。如果我们的饮食中没有这些物质的良好供应，炎症和细胞损伤就会继续进行下去。抗氧化剂不只来自食物。你可能已经知道褪黑素是"睡眠激素"，实际上它也是一种抗氧化剂，而且是很强的抗氧化剂！接下来有一整章关于睡眠的内容，我们将深入研究睡眠对免疫平衡的主要影响。

你可能想问：难道我不能只服用抗氧化剂或褪黑素补充剂来达到同样的效果吗？功能医学中有这样的说法："你不能靠补充剂来摆脱健康问题。"人们带着装满维生素和营养粉的购物袋来到我的办公室，沮丧地说这些补充剂对自己的病都"没什么用"，这是很常见的事情。补充剂是有帮助的，但前提是你已经通过改变睡眠模式、减少压力、避免糖和加工食品、清除毒素，以及添加富含抗氧化剂的食物（如颜色鲜艳的水果和蔬菜）来消除无意义的炎症来源。就像医生开出的处方药不会带走你的疾病一样，一种或二十种维生素也不会自行改变你的健康。

炎症和四种免疫类型

前几章介绍了免疫功能障碍危机、慢性疾病危机以及起作用的潜在机制（嗯，炎症）。我们已经了解到有益炎症的重要性，无益炎症的危险性，以及生活方式因素如何影响我们产生健康炎症反应的能力。我在本书中用了大量篇幅讨论炎症，你可能已经猜到，炎症在四种免疫类型中都起着作用。比如：

· 数百万的美国人都患有糖尿病、阿尔茨海默病、心脏病或其他基于炎症的疾病，这属于闷烧型免疫类型，根本原因是炎症过多。

- 有1400万到2300万人患有自身免疫性疾病，这属于误导型免疫类型，根本原因是炎症被重新定向到针对自身的细胞和器官。
- 每年经历各种类型的过敏的美国人有5000万，这属于过度活跃型免疫类型，根本原因是炎症太容易被无害物质触发，而这些物质是我们环境中的正常部分。
- 数百万美国人在冬天很难不多次患上感冒、流感或支气管炎，这属于虚弱型免疫类型，核心问题是炎症反应不够迅速有效，无法正常发挥作用。

炎症确实是这一切的根源，是问题的源头，也决定了我们要如何克服这些问题。知道了这一点，那么重新平衡炎症反应是免疫力恢复计划的重要部分就不足为奇了。但在我们进入本书的这一部分之前，是时候详细了解你个人的免疫失衡情况了。终于来了！我知道你们都在等这个时刻，是时候确定你的免疫类型了。

4

四种免疫类型测试

我们已经学习了很多，你现在可能比99%的人更了解炎症和免疫系统的工作原理。打造良好的免疫反应并不是简单地增强免疫力。事实上，这取决于你现在的状态，这可能与你想做的完全相反！免疫系统是多维的，它不只是上下波动。它可以向后、向前、向侧面以及倒立。因此，静静坐着，闭上眼睛，重复咒语：平衡。这就是我们要找的关键。也就是说，为了达到免疫平衡，你必须知道出发点是什么。这就是为什么我开发了四种免疫类型，帮助你了解自己所处的位置，这样就可以到达你想去的地方。这四种主要免疫功能紊乱类型——闷烧型、误导型、过度活跃型和虚弱型——包含了如今最经常致病的免疫系统的主要失衡情况。这些免疫类型不是遗传的，也不是终生不变的。通过任何人都能做到的简单干预措施，就能改变你的健康状况，回归平衡。关键是要弄清楚从哪里开始。

许多人可能想知道，如果不来我的办公室或不进行先进的实验室检测，该如何判断自己的免疫类型。幸运的是，我开发了四种免疫类型的测试，你可以用它来确定你的主导免疫类型。通过观察特征和症状以及困扰你的疾病类型，你可以清楚地了解自己属于哪种免疫类型——不需要昂贵的检测或预约医生。做完测试并统计结果之后，就可以阅读与你的免疫类型相对应的信息，了解接下来要采取的措施。

四种免疫类型测试

为了正确使用测试，请在四个部分中的每一部分都尽可能诚实地回答每个问题。你可能会发现你属于不止一种免疫类型，这很正常！许多人的免疫系统都有不止一种不平衡，而且这些不平衡通常会像滚雪球一样相互抵消。如果你是这样的人，我建议关注你的主要免疫类型（你得分最高的类型），并使用本书后半部分的工具和建议，努力平衡该主要类型。然后，当你完成免疫类型的第一轮免疫力恢复计划后，应该重新测验，看看分数是否有变化。你会发现，当你在一种免疫类型中获得更多的平衡，其他的免疫类型也开始找到平衡。为什么呢？因为免疫系统中的一切都是相互关联的，不是在真空中运行。举个例子：如果简（Jane）做了测试，发现她在闷烧型免疫类型部分的得分很高，但在过度活跃型免疫类型部分也有一些得分，那么她应该先从针对闷烧型免疫类型的计划开始。在完成闷烧型免疫类型的免疫力恢复计划后，她可能会发现她的两种免疫类型的分数都有显著下降，但现在她的最高分是在过度活跃型免疫类型上。她接下来可以把注意力转移到对过度活跃型免疫类型的建议上。

如果你在任何一种免疫类型中都没有得到高分——恭喜你！你很可能有非常健康的免疫系统。尽管如此，你仍然应该采取本书后半部分的建议，减少非特异性炎症，并防止可能正在形成的还不为你所知的不平衡。正如我之前所说，不平衡可能需要几年时间才能最终达到有明显症状的地步。

所以，不用多说，开始测试吧。拿起铅笔和纸，统计你每种免疫类型的得分。在下面的列表中，你每同意一项，就给自己加一分。

闷烧型

☐ 我有糖尿病或高血糖。

☐ 我有冠状动脉疾病，有过心脏病发作经历，或有高血压。

☐ 我肥胖或超重（BMI大于30）。

☐ 我有高血糖。

☐ 我每周锻炼的次数少于3次。

☐ 我每周喝超过6份的酒精。（1份酒精是14g。）

☐ 我每晚的睡眠时间经常少于6个半小时。

☐ 我吃快餐或加工食品。

☐ 我抽任何形式的烟草。

☐ 我服用3种或3种以上的处方药。

☐ 我有牙周病。

☐ 我有关节炎。

☐ 我有痤疮（酒糟鼻）或脂溢性皮炎。

☐ 我很少得感冒或流感。

□ 我有炎症性肠道疾病，如克罗恩病或溃疡性结肠炎。

误导型

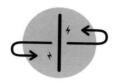

□ 我被诊断出患有自身免疫性疾病。

□ 我有自身免疫性疾病（如狼疮、类风湿性关节炎或多发性硬化症）家族史。

□ 我的关节疼痛时好时坏，有时关节肿胀。

□ 我有甲状腺疾病。

□ 某些食物似乎会使我的症状加剧。

□ 压力使我的症状发作。

□ 我有慢性肌肉无力或疼痛。

□ 我的四肢有刺痛或麻木的感觉，或有其他神经系统的症状。

□ 我有不明原因的脱发或头发变薄（与年龄无关）。

□ 我有反复的不知名的皮疹。

□ 我从小到大服用了许多抗生素。

□ 我有口干和/或眼干。

□ 我经历了童年创伤或不良事件。

□ 我小时候得过单核细胞增多症。

过度活跃型

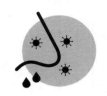

- [ ] 我有季节性或全年性过敏症。
- [ ] 我有食物过敏或敏感症。
- [ ] 我有哮喘或慢性咳嗽。
- [ ] 我有耳部感染的病史。
- [ ] 我有鼻窦炎的病史。
- [ ] 我对强烈的香味或气味有生理反应。
- [ ] 我有湿疹或其他引起瘙痒的皮疹。
- [ ] 我有荨麻疹或肿胀。
- [ ] 我对药物有过敏反应。
- [ ] 我对霉菌很敏感。
- [ ] 个人护理产品，如肥皂、乳液或香精，会让我过敏。
- [ ] 我易感染酵母菌。
- [ ] 我有很多鼻后滴流*或需要经常清嗓子。
- [ ] 我曾患过支气管炎或肺炎。
- [ ] 我经常打喷嚏。

---

* 译者注：鼻子里的分泌物流到喉咙里，引起充血和咳嗽，通常由过敏或普通感冒引起。

虚弱型

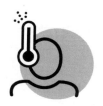

□ 我有先天性或获得性免疫缺陷（HIV）。

□ 我曾长期（超过14天）或经常（一年两次以上）服用皮质类
固醇（泼尼松/可的松）。

□ 我服用免疫抑制药物（如化疗）。

□ 我经常患感冒或上呼吸道感染。

□ 我曾不止一次得过肺炎。

□ 我经常尿路感染。

□ 我在60岁之前就得过带状疱疹，或得过不止一次。

□ 我经常得疱疹，包括唇疱疹。

□ 我有慢性疲劳症。

□ 旅行过程中，我很容易腹泻或食物中毒。

□ 我经常感到疲惫不堪。

□ 我必须睡很多，否则就会生病。

□ 我在一段时间的压力下会生病。

□ 我的感冒持续数周之久。

计分规则：统计你在每个免疫类型中钩选的数量。数字最高的类型是你的主要免疫类型，但你可能在其他免疫类型中也得到不低的分数。如我前面所说，你可能具有几种类型的特征。在下面的章节中，请关注你的主要类型，我们会讲到每种免疫类型的真实例子。

闷烧型免疫类型

格雷格（Greg）是55岁的石化公司高管，在他的主治医生告诉他需要另一种药物来治疗他的高血压后，他来到了我的办公室。他还被警告说，他是"糖尿病前期"，可能很快也需要药物治疗。格雷格一直把事业放在第一位，经常每天工作10~12个小时，并迅速在公司晋升到重要职位。他形容自己是肾上腺素的"奴隶"，总是喜欢挑战，而且热衷于达成目标。他出差频繁，经常去中国和南美，招待客户，在外用餐。最近，时差对他来说越来越难调整，他经常发现自己在奇怪的时间醒来，通常每晚的睡眠时间不超过6个小时。

他坚持了几年的混合健身训练，并且很喜欢，但最近由于日程安排，他常常久坐不动，很少有时间去健身房，坦率地说，他觉得自己已经不想去健身房了。他也开始忘记别人的名字，并觉得自己的思维不像以前那么敏锐了。他的父亲得了阿尔茨海默病，所以这让他非常担心。为了在不太安稳的睡眠后补充能量，他以"高辛烷值"的防弹咖啡*开始一天的工作。他通常不吃早餐，或只吃一根燕麦棒，午餐

---

* 译者注：一种饮食潮流，将咖啡、油和黄油结合起来，作为早餐的替代品。

时点外卖，经常会喝很多咖啡，有时还吃一些甜食作为下午的能量补充。当他不用跟客户吃晚餐时，有时会回家与家人共进晚餐，但往往是在晚上7点以后。在繁忙的一天之后，他通常会喝上一杯威士忌或两杯红酒来放松。他热爱他的工作，但他说压力越来越让他难以忍受。他与妻子和十几岁的儿子的争吵越来越多，而且他觉得自己总体上越来越没有耐心。

在过去的4年里，他的膝盖、手和脚都会疼痛，因此会服用泰诺或布洛芬。他的脸上出现了红斑痤疮，医生认为这是他的爱尔兰血统造成的，而且他的手肘上有牛皮癣斑块。他经常有胃灼热，并且多年来断断续续在服用奥美拉唑。在两年前的一次体检中，他的血压达到148/90，甘油三酯为250，总胆固醇为240。他也在肥胖症的边缘，两年内体重增加了30多磅（约13.6千克）。他开始使用利尿剂和β受体阻滞剂来控制血压，并服用他汀类药物来控制胆固醇。利尿剂使他在半夜排尿，打断了睡眠，而且他还发现勃起功能障碍更加频繁。在他最后一次就诊时，他的空腹血糖为105（正常值低于80）。尽管如此，格雷格说他几乎没有得过感冒，而且据他回忆，他从来没有得过流感。他总是认为自己很坚强，很有韧性。

我能看到格雷格的习惯和生活方式使他的身体出现了很多炎症，并引发多种疾病。我做了一系列深入的实验室测试，以获得更全面的情况。由于他正在服用他汀类药物，他的总胆固醇为160，但高密度脂蛋白（HDL）只有48。HDL通常被称为"好"胆固醇，具有保护作用，因为它有助于将胆固醇排出体外。可以通过定期的有氧运动推动HDL上升。格雷格还有大量的氧化低密度脂蛋白（LDL），这是"受损"的胆固醇，会导致血管发炎。他的C反应蛋白水平为12，理想情况下应低于1。C反应蛋白的水平是我们评估系统性炎症的最佳指标之一。另一个被称为同型半胱氨酸的血液标志物水平为22，大约是正常值的4倍，这不仅是心脏疾病的巨大风险因素，而且通常可以通过简单的B族维生素补充而好转。

格雷格的胰岛素水平也远远超出了范围达到32。我把胰岛素称为糖尿病矿井中的金丝雀。医生们很少检查它，而是依靠空腹血糖和血红蛋白来诊断糖尿病。但胰岛素水平有时在诊断出糖尿病前几年就开始长期升高了。高胰岛素水平表明了胰岛素的抵抗，因为胰腺拼命试图降低血糖。高胰岛素也会阻止体重下降，因为它告诉身体停止燃烧脂肪。过量的血糖会"糖化"，或包裹红细胞，损害血管，引发免疫系统的炎症反应。最后，我给他测试了性激素和肾上腺激素水平，正如我为所有病人做的那样。皮质醇是我们的主要压力激素，格雷格的皮质醇只是中度升高，但他的皮质醇昼夜模式完全紊乱。（我们会在第6章解释为什么这很重要。）他早上的皮质醇太低，但会在上午晚些时候暴涨，在下午下降，然后睡觉前再次上升。皮质醇是身体内炎症的主要媒介之一。稍后将介绍，它既可以促进也可以对抗炎症。然而，格雷格的检测结果和症状中存在的所有不平衡，显然说明他属于闷烧型免疫类型。

如果你对格雷格的故事感到有些（或全部）熟悉，并且你在闷烧型免疫类型部分的测试达到5分以上，那么根本原因就是炎症过多使整个身体失调。有闷烧型免疫类型的人并不总是有可诊断的疾病，也没有病到必须待在家里不工作或取消一天的行程，但他们通常小麻烦不断。例如，有一点失眠、疼痛、脑雾、慢性压力、偶尔的性功能障碍，以及属于"令人担忧"类别，但又不一定属于"需要药物治疗"

类别的检测结果。

如果你是闷烧型免疫类型，请注意本书后半部分所有针对闷烧型免疫类型的具体建议。关于这种免疫类型的好消息是，通过一些关键生活方式的改变，你可以扭转这种炎症的负面循环，症状也会迅速改善！请记住，失控的炎症是当今许多疾病的核心，比如心脏病、代谢综合征和肥胖、糖尿病、自身免疫性疾病和阿尔茨海默病，仅举几例。此外，一旦炎症得到控制，你的免疫系统就可以关注真正重要的事情，如有效杀死危险的微生物，使你健康长寿。

误导型免疫类型

瑞秋（Rachel）是年轻的律师，26岁时，大约在她开始在一家法律事务所工作的一年后被诊断出患有类风湿性关节炎。她当时承受了很大的压力，因为她刚刚和交往多年的男友分手，而且她自认是个完美主义者，有时在办公室工作到晚上10点，并在周末把工作带回家。最初，她只是每天服用布洛芬来控制手部的疼痛和僵硬，她将此归因于整天打字和早上6点去上跆拳道课。在发现指关节肿胀和脚部疼痛后，她去看了医生，医生给她做了手部X光片和实验室测试。她的X光片与早期类风湿的变化一致，因此医生要求她进行用于检测类风湿关节炎的抗环瓜氨酸肽（抗CCP）抗体测试，并让她开始服用泼尼松，然后服用甲氨蝶呤。由于病情几乎没有改善，医生推荐了一种叫修美乐（Humira）的免疫调节药物。瑞秋听说可以用更多的"自然措施"来逆转自身免疫问题，所以她找到了我。

深入了解她的背景后，我发现她的童年相当平淡，除了反复感染链球菌性喉炎，并且她记得她经常去找医生开抗生素。她曾是越野队的成员，而且她说她饮食不健康。她在16岁时体重下降了很多，以至于有9个月没有来月经。她在青春期时还有痤疮，并因为青春痘而被嘲笑。在尝试了许多药膏和口服米诺环素（一种抗生素）后，她服用了一年的异维A酸和避孕药，使皮肤完全康复。大学毕业后，她在泰国和越南旅行了几个星期，得了严重的腹泻和发烧，但没有治疗就好了。在开始读法学院后，她注意到饭后气体和腹胀越来越多，大便也越来越频繁。医生诊断她患有肠易激综合征，她开始服用利那洛肽（一种抗痉挛药）来治疗她的症状。在阅读了网上的信息后，瑞秋戒掉了麸质和乳制品，感觉好了一些，但仍然会在压力大时在频繁跑厕所和便秘之间摇摆不定。

她来到我办公室时，说她尽管睡了很多觉但还是很累，并感到焦虑和缺乏动力。她想知道法律是不是最适合她的职业，她有时会头晕目眩，工作时无法集中注意力。此外，她还经常出现酵母菌感染和偶尔的尿路感染。她讨厌服用抗生素，但感觉每年都要服用几次。

鉴于她的消化道症状，我安排了排泄物微生物群测试，结果显示一种名为肺炎克雷伯菌的细菌含量很高，这是一种已知的自身免疫的诱因。[1]此外，她的几种肠道保护性细菌的水平很低，如双歧杆菌和乳酸菌，却有高水平的白色念珠菌（一种酵母），这些都表明了微生物群的不平衡。食物敏感测试显示出对大豆、麸质和牛奶的抗体。尽管她的甲状腺激素水平正常，但我们也发现她的甲状腺抗体很高，这表明她正朝着一种叫桥本甲状腺炎的甲状腺自身免疫性疾病的方向发展。瑞秋是误导型免疫类型的完美例子。

如果你被诊断出患有自身免疫性疾病，那么可以肯定的是，你和瑞秋一样，有误导型免疫类型。正如你所看到的，误导型免疫类型不会在一夜之间突然出现，它是许多因素的结果，但特别是由于压力和肠道微生物群的不平衡、感染和毒素。如果你有误导型免疫类型，并且目前正在与自身免疫疾病做斗争，你的医生可能已经告诉你，药物治疗是唯一的答案，并且你注定要在余生中经历疼痛、不适和其他症状。我在这里要告诉你，药物治疗不是唯一可以帮助你的东西。我已经看到几十个误导型免疫类型的病人通过改变饮食和生活方式改善了他们的生活。其中一些人的自身免疫性疾病甚至得到了缓解，或不再需要药物治疗。

如果瑞秋的健康史听起来像你自己的，无论你是否有确诊的自身免疫性疾病，或者有自身免疫性疾病家族病史，或者你怀疑自己可能正在形成这种疾病，请密切关注关于肠道健康的章节（第7章）。你的免疫系统有70%以上存在于肠道中，如果想从误导型免疫类型中痊愈，你需要微生物与你合作，而不是作对。

过度活跃型免疫类型

凯莉（Kelly）是32岁的艺术家，春天里的某一天，她在户外跑步时发现呼吸有些急促。作为狂热的跑步者，她通常不会有任何呼吸问题，但她知道在小时候她有轻微的哮喘，但她已经"长大了"。她被转诊给一位肺科医生，医生诊断她患有运动性哮喘，并给她开了沙丁胺醇吸入器，在跑步前使用。她觉得这很有帮助，但现在她在陶艺工作室时有一些咳嗽和喘息的症状。她还开始出现鼻后滴流和鼻塞，工作时似乎更加严重。在她的记忆中，她在春天和夏天都会打喷嚏和眼睛发痒。她回忆说，十几岁时曾打过几年花粉和灰尘的过敏针，但上大学后就停止了。她每天都在服用抗组胺药——仙特明，有一点帮助，但有时会使她眼睛干涩。这似乎对她目前的症状没有足够的帮助，不能使她感到自己处于最佳状态。小时候，她膝盖后面和肘部的褶皱处有湿疹。现在没有了，但她经常"随机"暴发荨麻疹，而且总是在与猫接触时暴发。她试图使用低过敏性的美容产品，因为她的皮肤很敏感，一使用有香味的乳液、肥皂或洗衣粉，就会过敏。

在过去的几年里，她开始每年至少有两次感染鼻窦炎，通常是在她过敏最严重的时候。这些感染往往持续数周时间，并需要使用一轮类固醇和抗生素来清除。鼻窦炎十分严重，她正在考虑做鼻窦手术，这是耳鼻喉科医生的建议。虽然她过去不知道对什么食物过敏，但凯莉近年来注意到吃鸡蛋会让她恶心，某些坚果会让她的嘴和喉咙有点痒，所以她尽量避免吃这些东西。

测试显示，凯莉 IgE 总抗体水平为 850，明显偏高。正如我在第 2 章中所讨论的，IgE 是激发组胺释放的抗体，可以引起各种过敏症状，如打喷嚏、鼻塞，甚至是过敏性休克。凯莉还做了过敏性血液测试，显示对树木和豚草花粉、猫皮屑和尘螨的反应呈阳性。

如果凯莉的故事与你产生了共鸣，并且你在过度活跃型免疫类型测试部分得分很高，你很可能有 Th2 极化。在免疫力恢复计划中，需要专注于加强 Th1 反应的建议，以及使用旨在抑制过敏生物化学反应的干预措施。

虚弱型免疫类型

比尔（Bill）来见我时，正在服用今年的第4种抗生素，而当时才3月份。他的鼻窦炎似乎一直没有好转，还有两次支气管炎。他很担心，才35岁免疫系统就这么虚弱，想看看有什么办法可以让他不再那么容易生病。他认为他频繁生病可能是因为他有两个小孩，他们经常从学校带病毒回家，而且在过去一年中，他一直有很大的经济压力。他辞掉了工作，开始自己创业，而生意并不顺利。他的工作时间很长，经常为了完成工作而熬夜到午夜。他醒来时很累，经常需要在下午打个盹。他说他有一点洁癖，因为他似乎很容易生病，所以使用大量洗手液，并尽可能地避开人群。他形容自己是个忧虑者，一直很焦虑，但他服用血清素再摄取抑制药（SSRI）来缓解这个问题。过去，他曾为跑几次马拉松训练过，这对他的情绪有帮助，但现在他没有时间或精力这样做。

他说，在成长过程中，他相当容易感冒，在十几岁时还得过"行走性肺炎"。父母说他是早产儿，并因为他"脆弱"的肺部服用了一些药物。他还在大学一年级时感染了单核细胞增多症，缺课大约一个月。他说他的胃一直很敏感，但最近肠道似乎更不稳定，偶尔会有腹泻。他怀疑他吃的某些食物导致腹胀，但无法确定是哪种食物。他曾有过几次食物中毒的经历，所以小心翼翼地避免去自助餐厅和寿司店，并仔细清洗食物。几年前，他和朋友在北加州露营时也感染了贾第虫（肠道寄生虫）。

他的检测结果显示免疫球蛋白水平相对正常，尽管他在1月份接种了肺炎疫苗，但他对该疫苗没有足够的抗体反应。此外，他对一种特殊形式的艾巴氏病毒抗体检测呈阳性，这可能说明该病毒在体内的重新激活和复制增加。他的排泄物检测显示分泌性IgA水平较低，而IgA是肠道内的主要保护性抗体。此外，他某些保护性细菌的水平很低，如双歧杆菌和乳酸菌。他的皮质醇水平有些平缓，在早上开始时是适度的，但之后会下降，并在一天中保持这种状态。此外，他过夜尿液中的褪黑素水平极低。显然，比尔在对抗病毒和细菌感染方面都有问题，而且他对疫苗的反应很差。此外，他精疲力竭，睡眠不足，并有持续的慢性压力和免疫抑制所带来的皮质醇输出量低下。他显然属于虚弱型免疫类型。

如果你跟比尔的故事类似，并且在虚弱型免疫类型中得分最高，就能体会到那种"什么病都能得"的感觉。你很有可能对细菌很警惕，很难从生病中迅速恢复过来，而且经常连续患病，先是链球菌性喉炎，之后是鼻窦炎，然后是支气管炎，一切似乎接踵而至。如果你有虚弱型免疫类型，可能会觉得注定是这样的。但事实并非如此！通过对生活习惯做一些关键的改变，并服用有针对性的补充剂来增强免疫系统，你可以帮助免疫系统对各种入侵者做出更有效的反应。虚弱型免疫类型通常需要加强先天和适应性免疫反应的活动。请注意本书后半部分的任何针对"增强"免疫系统而设计的建议——你属于可以从中受益的人群！

如果我提供的案例与你不完全相同，不要担心，没关系。我们都是独立的个体，在基因上彼此不同，你不必与格雷格、瑞秋、凯莉或比尔的每一个症状都相同。既然已经阅读了关于四种免疫类型的真实例子，那么是时候谈谈如何摆脱失衡状态，回归免疫系统和谐了。我们已经知道有四种不同的免疫模式，且都与T细胞的极化有关。那么，免疫力恢复计划的主要目标之一就是逆转和重新平衡这种两极分化，以恢复健康的免疫功能，让我们深入展开这个难题的重要部分吧。

T细胞极化和四种免疫类型

在本书中，我们已经谈了很多关于免疫系统如何工作以及哪里会出错的问题。在第2章中，我介绍了"T细胞极化"的概念，这是导致四种免疫类型的最重要基础机制之一。免疫系统每天都在应对不同的威胁，如病毒、细菌、寄生虫、刺激物、毒素、食物、压力、睡眠不足等。根据这些触发因素的慢性程度和免疫系统的反应方式，免疫系统可能出现失衡的倾向。这些倾向被称为T细胞极化或优势，它们使你能对任何存在的敌人产生精确的免疫反应。但是当T细胞极化在一个方向上失衡时，你可能会陷入连续的循环。这些连续的T细胞极化循环是免疫类型的核心，也是我们免疫力恢复计划的目标。

让我们更详细地谈谈发生了什么：辅助性T细胞是适应性免疫反应的负责人，因为它们基本上能指导一切。它们分泌细胞因子，告诉杀伤性T细胞要做什么，并指导B细胞来制造对抗病菌的抗体。记住，先天性免疫反应是基本固定的（一旦有外来物进入身体，巨噬细胞、中性粒细胞和其他细胞就会赶到现场，检查情况，必要时吞噬并杀死入侵者），但适应性免疫反应是根据具体的威胁来调节的（T细胞和B细胞分泌细胞因子，直接杀死微生物，克隆自己的记忆，以应对以后的感染，并产生识别未来感染的抗体）。因为我们先天性免疫系统的细胞（如树突状细胞）是处于第一线的细胞，它们会斩断联系并将造成问题的入侵者的一部分传递到淋巴结，而定制的辅助性T细胞就是为了这项工作而制造的。这就像树突状细胞抵达并问道："嘿！有个腺病毒在鼻窦里制造麻烦，或者，有个河水里的贾第虫进入了肠道！谁能胜任这项工作？"

我们在第2章中了解了四种主要的辅助性T细胞亚型——Th1、Th2、Th17和调节性T细胞。让我们更深入地了解每一种类型的含义以及它如何影响你的免疫类型。

- **Th1**：Th1细胞是为了应对入侵细胞的细菌和病毒而产生的。一旦初始T细胞被极化为Th1形式，它就会产生大量炎症细胞因子，这有助于招募细胞毒性T细胞和NK细胞。当我们试图杀死入侵细胞的病毒和细菌时，会产生大量的Th1细胞。尽管我们希望能制造大量的Th1细胞以获得强有力的免疫反应，但我们也不希望它失去控制。当人们陷入Th1的支配时，它们可能会过度发炎。这可能导致从关节炎、糖尿病到心脏病的各种问题，以及一些自身免疫性疾病。另一方面，具有强烈Th1优势的人往往不会得呼吸道疾病或过敏性疾病。这样的人可能有闷烧型或误导型免疫类型，或两者都有。虚弱型免疫类型的人常常受益于拥有更多Th1细胞，因为需要它们帮助清除感染，而过度活跃型免疫类型的人也可能需要更多Th1来平衡。

- **Th2**：当我们应对入侵的寄生虫，以及在体腔或身体表面复制的细菌时，Th2细胞会被激活，比如鼻窦和膀胱的感染。

重金属等毒素也会触发这种类型的免疫反应。Th2细胞产生细胞因子，招募免疫细胞进入该区域，并刺激B细胞产生IgE，即过敏性抗体。这样做是为了杀死和清除入侵的病原体。正因如此，具有Th2优势的人可能容易患有哮喘、湿疹、食物过敏、鼻窦炎和其他过敏性疾病。IgE抗体会导致组胺的释放，并导致过敏症状，如荨麻疹、流鼻涕、肿胀、鼻塞和多余的黏液。实际上，这只是免疫反应出了问题。有Th2优势的人往往属于过度活跃型免疫类型。当他们不能清除感染或其他诱因时，有些人还会出现自身免疫问题。

- **Th17**：Th17细胞是不久前才被研究自身免疫性疾病根本原因的科研人员发现的。最初，科学家认为Th1细胞是自身免疫性疾病的主要驱动力，直到他们发现Th17细胞才是真正的罪魁祸首。[2]Th17细胞分泌高度炎症性的细胞因子，这在对抗某些细菌、酵母和其他真菌感染方面至关重要，但它们也会促进自身免疫活动，并与炎症性肠病、干燥综合征、多发性硬化症、狼疮和类风湿性关节炎有关。[3][4][5]大多数误导性免疫类型有过度的Th17极化。

- **调节性T细胞**：调节性T细胞是第四类，也是最后一类辅助性T细胞。这些细胞是我们免疫反应的开关，如果没有它们，就会有大麻烦。特别是它们促使免疫系统忽视或"耐受"身体自身的组织，这对防止自身免疫性疾病和过敏至关重要。[6]调节性T细胞往往会被癌细胞劫持，使癌症在免疫系统的雷达下扩散而不被发现。这些家伙是平衡"阳气"的"阴气"。就像介质一样，它们能平息许多其他炎症反应，并平衡失控的免疫反应。我们当然希望有大量的调节性T细胞来维持和平，但也不能太多，以至于无法启动强大的免疫反应，杀死危险的威胁。增加调节性T细胞的数量可以帮助平衡闷烧型、误导型、过度活跃型和虚弱型这四种免疫类型。我们将讨论通过怎样的干预来做到这一点。

回顾一下，在进入本书的免疫力恢复计划部分之前，请记住，为了创造最佳免疫系统，我们要在细胞层面上开展工作。我们要做的是：

（1）首先，摆脱不必要的炎症，因为这些炎症让免疫系统从重要的事项上分心。

（2）滋养和支持先天性免疫细胞，使它们能迅速有效地完成工作。

（3）重新平衡可能将你推向某些症状和疾病的任何失调的T细胞极化。虽然这四种类型的辅助性T细胞与四种免疫类型之间并没有完美的关联，但如果不关注这一领域，你就无法优化你的健康。

从积极的方面看，T细胞极化在很大程度上是由外界影响驱动的，所以它不是一成不变的。例如，它受环境中的化学品和毒素、饮食、压力和慢性感染的影响。在完美的免疫系统中——并非闷烧型、误导型、过度活跃型或虚弱型的免疫系统——先天性免疫和适应性免疫完美协调，迅速且有针对性地保护我们免受伤害。这就是免疫力恢复计划的目标。

进入免疫力恢复计划

现在你已经熟悉了自己的免疫系统军队的内部运作，了解了所有关于慢性炎症和它对四种免疫类型的贡献，并确定了自己的免疫类型，是时候研究影响免疫系统健康的因素了——包括睡眠、压力、肠道健康、环境中的毒素和饮食。到目前为止，我们一直在用大视野的方法讲述免疫系统，但接下来我们将转换为彻底的实用主义。在后面的篇幅中，我将把五种主要生活方式因素与你的免疫系统健康联系起来，并就如何改善生活方式给你一些真实、有效的建议，从而开始帮助你的免疫系统，而不是伤害它。我们将深入研究影响免疫健康的主要生活方式因素。我只想提醒你，这部分内容很多！你不需要记住所有内容，也不需要做到一切。事实上，为了防止信息过载，我在书的后面编写了"一览表"的章节，概述了对每种免疫类型的最佳建议。

准备好了吗？让我们开始吧。

免疫力恢复计划

5

睡眠：身体休眠，免疫充电

大约十年前，我正在为铁人三项赛训练，每天上下班，作为全职过敏性疾病医生，同时在完成一项综合医学研究，还仍然试图拥有社交生活。对我来说，通常的情况是早上5点起床去游泳池，或与训练伙伴碰面，5点20分开始骑车。经过一整天的工作，我总是在电脑前坐到很晚，经常在晚上11点后才睡觉。我每晚只睡6~6.5个小时，因为我有太多事情要做，我认为我可以"欺骗系统"。我不知道的是，我才是被骗的那个。

当时，我不明白睡眠对健康有多么关键。我没有意识到，如果没有深度睡眠，肌肉就无法清除所有高强度耐力运动产生的乳酸，细胞修复和肌肉恢复就会受到影响，使我容易受伤。也没有意识到，快速眼动睡眠的减少不仅降低了学习力和记忆力，也使大脑加速老化。没有充足的睡眠，压力激素逐步失调，影响了体重、情绪和肠道健康。多年后的今天，我已经成为睡眠的信徒。为什么？因为我知道，充足的睡眠不仅是健康免疫系统的基石，也是健康身体的基石。

每天晚上睡足8个小时，乍一看似乎是明显而简单的任务，不是吗？但我们中的许多人试图绕过它，不管是忙于工作、忙于社交，还是我们习惯在晚上盯着天花板。当涉及改善健康时，获得良好睡眠是很容易的事情，然而不知何故，我们中的许多人还在为此挣扎。我经常看到一些病人，他们每天都去健身房，有着非常健康的饮食，每顿饭都在家里做，并且做出了诸如戒掉酒精或糖这类的牺牲，但仍然无法获得良好的睡眠。事实上，多达5000万美国人患有某种类型的睡眠障碍（这比住在纽约和得克萨斯的人加起来还要多），在美国，三分之一的成年人每晚的睡眠时间低于建议的最低时数——7个小时。可悲的是，这正在以多种方式影响我们的健康。为什么呢？因为睡眠不足不仅使我们在第二天感到疲惫，实际上还造成了炎症和氧化压力，增加了患病风险。当你了解到睡眠不足与高血压、心脏病、肥胖、糖尿病、抑郁症和癌症的发病率增加有关时，"死后必将长眠"这名言就有了全新的含义。既然这是一本关于免疫系统的书，那么睡眠不足也会损害你抵御病原体的能力，导致自身免疫性疾病、过敏和慢性炎症也就不足为奇了。换句话说，睡眠不足直接导致了所有四种免疫类型的失衡。免疫系统军队的所有复杂成员都依赖充足的睡眠和健康的昼夜节律才能有效地工作。我们中的许多人由于没有良好的睡眠，每天晚上都在损害自己的健康，增加患病的风险。

揭开昼夜节律钟的神秘面纱

我知道许多人在阅读上面的段落时会想："嗯，我们不是需要不同的睡眠量吗？"虽然我们有不同的睡眠"时间类型"（也就是说，我们中的一些人是狂热的夜猫子，而另一些人是恼人的早起鸟），但人类普遍在晚上睡觉，在白天有自然光时清醒。这是因为我们所有的身体机能都是由一个中央起搏器设定的昼夜节律驱动的，这个中央起搏器隐藏在大脑的一个区域，叫"视交叉上核"。[1]这个中央时钟——你可能也听说过它被称为"生物钟"或"昼夜节律钟"——根据地球围绕太阳的公转，按大约24小时的时间表运行。我说"大约"是因为我们的身体并不像时钟那样机械地计时，相反，正是因为我们暴露在日光下，才让我们每天像瑞士手表一样完美重置我们的生物钟。每天早上，当你睁开眼睛的时候，光波进入视网膜，并调整大脑中的中央时钟，告诉大脑和身体知道现在是早晨。这个信号也使身体组织和细胞中的所有"小时钟"同步化，这有助于调节你的激素、消化和免疫系统。[2]（这也是跨时区或从标准时间提前到夏令时对身体有很大干扰的原因之一。）

当太阳下山，一天结束时，你大脑的松果体开始启动睡眠的主要调节器——褪黑素。褪黑素是一种抗氧化剂，可以防止细胞损伤，但也可以调节某些促炎症细胞因子，发挥免疫平衡的作用。[3]它在白天是非常低的，但随着夜晚的降临开始升高，并启动了身体的许多重要变化，不仅使我们困倦和放松，而且还影响了我们的血糖、体温和血压。但有个问题：少量的光线就可以阻止褪黑素在晚上的增长。即使是床头柜上的白炽灯的光线也会扰乱褪黑素，破坏你入睡的能力。

比床头灯更糟糕的是短波蓝光对褪黑素分泌和睡眠的影响。1988年，科学家在视网膜上发现了一种专门的黑色素细胞，它对短波蓝光非常敏感。[4]白天，蓝光是刺激性的，帮助我们提高注意力和情绪。但是到了晚上，当我们暴露在这种波长的光线下时，松果体会迅速关闭褪黑素的分泌，使我们的昼夜节律失衡。[5]不幸的是，所有的LED灯都会发出蓝光，而光源来自我们的手表、电脑、平板电脑、智能手机和电视。甚至在试图入睡时，我们还沐浴在来自湿度计、充电器、婴儿监视器、闹钟和卧室里空调设备的指示灯的蓝光中。我们无法入睡一点都不奇怪！

据统计，90%的美国人会在睡前使用某种发蓝光的电子设备，而且活动越多——发短信、在电脑上工作或玩电子游戏——就越难入睡，早上就越不精神。[6]即使是被动阅读屏幕也不例外。2014年，哈佛大学的一项研究比较了在电子阅读器上阅读与阅读纸质书籍的人群。使用电子阅读器的人需要更长的时间才能入睡，且快速眼动睡眠（储存记忆的梦境阶段）少于阅读纸质书籍的人。即使在睡了8小时后，使用电子阅读的人也需要更长的时间才能醒来，并感到更累。[7]我不想把失眠和睡眠质量差的责任全部归咎于蓝光，因为还有许多其他因素妨碍我们获得高质量睡眠，但日常光污染确实占一席之地。

睡眠时的免疫系统

你可能想知道为什么我花这么多时间来讨论昼夜节律和蓝光。好吧，尽管对你身体的其他部分来说睡眠是一段安静的时间，但对免疫系统来说，睡眠是一段非常活跃的时间。可能乍一看很奇怪，所以让我们深入了解睡眠的不同阶段以及身体在每个阶段所做的事情。

睡眠分为不同的阶段，身体在每个阶段都会有不同的任务。当你晚上刚入睡时，进入的是非快速眼动睡眠，这时肌肉开始放松，呼吸变慢。然后进入深度睡眠，此时身体处于高度激活的免疫状态。在夜间，先天性免疫细胞在白天获得的新抗原被呈递给淋巴结中的初始T

细胞，NK细胞正忙于杀死病毒和寻找癌细胞，而B细胞正在制造抗体。在深度睡眠期间，像TNF-α、IL-1和IL-6这样的促炎症细胞因子水平较高是正常的，这些细胞因子由褪黑素触发，指导你的免疫细胞攻击和杀死任何在白天进入你身体的东西。这种促进炎症的环境在睡眠中占据主导地位的原因之一是这时没有大量的压力激素皮质醇。皮质醇在夜间是最低的，所以它强大的抗炎作用不会干扰这些免疫活动。[8]

这场炎症狂热是在晚上睡觉时发生的，因为各种形式的发炎在白天会给我们带来不便。[9]想想吧，疼痛、劳累和发烧不利于锻炼、工作、社交，或者做除了像个婴儿一样蜷在沙发上之外的其他事情。你有没有想过为什么发烧在晚上更常见，或者为什么你生病时睡得那么多？这都要归功于夜间活动的细胞因子，它们在开展杀戮工作。这种免疫活动和睡眠的循环也是双向的。当我们被病毒或细菌感染时，免疫反应会在大脑中引起变化，使我们感到困倦。实验表明，给志愿者注射来自细菌的低水平内毒素会增加非快速眼动睡眠。[10]当我们受到感染的攻击时，身体和大脑真的会告诉我们要睡觉，它们是通过诱导睡眠的细胞因子来做到这一点的。[11]此外，在非快速眼动睡眠期间，我们身体的体温调节系统处于很容易发烧的状态，以帮助对抗细菌和病毒。发烧是由几种促炎症细胞因子刺激的，如干扰素γ和TNF-α，它们已被证明有助于康复。但要注意，只有当你处于深度睡眠状态时，才能出现睡眠中的夜间发烧。为什么？因为发烧需要发抖，这种身体功能在快速眼动睡眠中被阻断，只能在非快速眼动睡眠的某些深度睡眠阶段发生。[12]

所有这些夜间的免疫激活需要大量能量。身体需要燃料来制造新的蛋白质，泵出新鲜细胞，并制造大量抗体。幸运的是，当我们睡觉时，基础代谢率较低，肌肉不会像白天奔波时那样消耗大量葡萄糖。这使免疫系统能吸走这些多余的能量并开始工作。这个系统真的很神奇！就像身体已经考虑到了一切。甚至所有这些夜间炎症产生的废物——以破坏细胞和产生氧化压力的自由基的形式存在——也由褪黑素来处理，它不仅可以作为睡眠激素，也可以作为有效的抗氧化剂和自由基清除剂。[13]

睡眠不足与免疫系统

适当的睡眠允许免疫活动和炎症处于可控的状态，而长期的睡眠缺乏会使这种反应失调，导致慢性炎症和疾病。睡眠不足与很多炎症疾病有关，包括肥胖。[14]这是因为我们不睡觉时，饥饿激素会被打乱。例如，当睡眠不足时，增强大脑饥饿信号的胃泌素激素会上升。此外，饱腹感激素（瘦素）会下降，导致我们很饿，而吃东西时却不感觉满足。肥胖本身就是一种慢性炎症状态，因为脂肪细胞会分泌自己的促炎症化学物质，被称为脂肪因子。事实上，肥胖者的肿瘤坏死因子 α、白细胞介素 6 和 C 反应蛋白会增加 3 倍，所有这些都进一步导致慢性疾病和衰老的加速。真是糟糕。因此，你可以认为睡眠是减少炎症和防止体重增加的好方法。它是最便宜的，也是最轻松的减肥技巧——只要确保睡眠时间达到 8 个小时！

睡眠不足导致肥胖和 2 型糖尿病（另一种炎症性疾病）的另一种方式是严重破坏夜间血糖水平。几项研究表明，随着睡眠时间短的人年龄的增长，2型糖尿病和肥胖的风险会增加。其中一项研究选取了11名年轻男子，限制他们每晚睡4个小时，持续6个晚上。该研究在最后一天测量了他们的葡萄糖耐受性，并将结果与同样的参与者在6个晚上被允许睡12个小时后的结果进行了比较，结果是惊人的。在被剥夺睡眠后，这些人的葡萄糖耐受性急剧下降，而他们的压力激素却激增。[15]坦白地说，即使是不太严重的睡眠限制也会造成这种情况。另一项研究比较了每晚睡眠时间少于6个半小时的人和每晚睡眠时间在7个半到8个半小时之间的人的葡萄糖耐受。起初，两组人的葡萄糖耐受性看起来是一样的，但是睡眠时间短的人平均要多分泌50%的胰岛素才能保持血糖平衡。[16]这种情况随着时间的推移会导致胰岛素抵抗，并最终导致糖尿病，而这仅仅是因为少了几个小时的睡眠。

长期睡眠不足会让我们感到压力——它增加了压力激素皮质醇，并使身体进入"非战即逃"的模式。皮质醇在晚上睡觉时应该是最低的，直到凌晨2点左右才开始增加，在清晨时分达到高峰。然而，如果它在半夜升高，就会告诉身体我们正处于紧急情况下，而不是从过去的一天中放松和恢复。皮质醇会触发器官释放葡萄糖，就像我们需要战斗或是逃跑一样。[17]这就是为什么血糖会在夜间飙升，随着时间的推移这会增加糖尿病和其他疾病的风险。

所以你现在知道，在主要睡眠激素褪黑素的支配下，免疫系统在夜间非常活跃，而睡眠不足会破坏这种平衡，使血糖和激素失调，导致糖尿病和肥胖等疾病。这也是恶性循环，因为随着炎症越来越多，免疫系统也会变弱。我们从COVID-19大流行中了解到原有的基础病会在多大程度上减弱免疫反应。患有糖尿病、心脏病、高血压、肥胖症和其他合并症的人，不仅因COVID-19而住院和死亡的比率都较高，而且因多种严重感染而住院和死亡的比率也更高。[18]简言之，炎症过度的身体和不健康的免疫系统无法成功对抗强大的新型病毒，也很难从中恢复。[19]

我相信你一定能回忆起某次因为缺了几天觉而得了一场感冒。这是因为睡眠不足会立即破坏免疫系统。事实上，研究表明即使一晚的睡眠不足，也会降低抵御病毒感染的NK细胞的活性和细胞因子的水平。在一项研究中，两组人在早上被注射了甲肝疫苗，然后一部分人通宵熬夜，另一部分人正常睡眠。4周后，睡眠正常的人的抗体产生量比睡眠不足的人高两倍。[20]失眠或长期睡眠不足的人接受流感疫苗注射时也出现了类似的结果。[21]如果你每晚的睡眠时间经常少于7个小时，那么你感染普通感冒的可能性几乎是每晚睡眠时间超过8个小时的人的3倍。[22]更值得关注的是，研究表明，睡眠不好的癌症患者的死亡率更高，可能是由于他们巡视癌症的NK细胞更弱。[23]

很明显，睡眠和免疫系统之间存在着错综复杂的联系，正如它们跟慢性疾病以及我们抵抗急性感染的能力有关。但好消息是，只要你开始获得高质量的睡眠，免疫系统就会迅速恢复过来。例如，研究表明，仅仅经过一夜的恢复性睡眠，NK细胞的活动就能恢复到正常水平。[24]此外，一晚的良好睡眠可以使血糖水平提高，压力激素降低，第二天对不健康食物的渴望减少。你还会有更好的专注力，更积极的情绪，以及更高的能量水平。这些立竿见影的好处是关于睡眠的一些最神奇的事情，也是它对优化健康如此重要的原因。我们可能认为必须努力几个月才能看到健康的改善，当涉及更健康的饮食、锻炼，或服用新的补充剂或药物时，可能确实如此。但是当涉及睡眠时，改善你今晚的睡眠可能会导致你的健康和幸福最快在明天早上得到可衡量的改善。很酷，不是吗？

你的睡眠工具箱

无论你属于哪种免疫类型，都需要尽可能增加睡眠时间，以避免慢性疾病和急性感染的发生。我注意到不同的人会从不同的睡眠工具中获益。根据你的日程安排和需要改变的习惯来使用睡眠工具箱。这些干预措施并不是针对你的免疫类型的，相反，把注意力放在你有进步空间的地方。毕竟一生中大约有三分之一的时间是在床上度过的！你可能会震惊于所有这些小事结合起来可以多大程度地改善你的睡眠。准备好了吗？让我们开始吧！

如果想升级睡眠，有三件事你绝对必须做：将睡眠作为优先事项，创造健康的睡眠环境，以及睡前放松。

1. 重新确定睡眠在你生活中的优先地位

要获得幸福睡眠的好处，首先要从优先事项清单开始。我们需要停止认为睡眠是我们可以为了完成其他（更重要的）目标而敷衍或牺牲的东西。跟我重复一遍：睡眠是不能讨价还价的。美国国家睡眠基金会建议成年人每晚睡眠时间在7~9个小时之间。每晚睡眠时间少于7个小时可能会增加你患许多疾病的风险。[25]具体需求要根据你的年龄和健康状况而变化。此外，你的睡眠质量和你躺在床上的实际睡眠时间都会影响这个等式。好的经验法则是以8~8.5个小时为目标，以确保得到至少7个小时的睡眠。如果你认为自己没有足够的时间睡觉，我会向你提出挑战，让你追踪你的整整24小时是如何度过的。你可能会对自己花了多少时间上网、看电视、网上购物以及做其他对你的生活没有什么好处的事情感到震惊。一旦你如实地了解到自己是如何使用时间的，就可以考虑如何减少那些非必要的活动，重新安排时间来睡眠。

减少无意识滑手机的一个有效方法是在手机上对应用程序设置每日时间限制。大多数手机已经内置了这种功能。通过在手机上设置提醒或限制一些应用程序，不仅可以防止你浪费时间滑手机，还可以帮你看到自己在这些活动上花了多少时间。此外，我建议你每天晚上在同一时间把手机和电脑放在抽屉里，这样就可以在睡前很好地与电子设备隔绝。人类行为学专家发现，成功地做出健康生活方式的选择，并不在于动机或意志力，而是将生活方式变得更容易做出这些决定，因此使用这些方法可以使你更容易获得更多睡眠时间。

2. 创造最佳睡眠环境

卧室应该是你的睡眠圣地，只要你不是住在单间公寓，它就不应该兼作你的办公室、厨房或客厅。你不需要昂贵的床单、加厚的毯子或冷却垫（尽管这些都很好）。舒适的床垫、高质量的枕头和柔软的床品就可以了。如果卧室里有电子产品的指示灯，用黑色的电工胶带把它们盖住。如果窗外有明亮的路灯，拉上遮光窗帘。如果你能听到街上的噪声，打开白噪声机将其淹没。最后，确保你的卧室舒适凉爽（睡眠的最佳温度是18摄氏度左右）。

你不需要精心设计的夜间流程来改善睡眠，反正我们大多数人没有这个时间。相反，要专注于"断电一小时"。睡前一小时，关闭所有电子产品，包括电脑和平板电脑。除非要打紧急电话，否则把手机调到飞行模式，利用这段时间为睡眠做好准备。

3. 睡前平静下来

大多数失眠是由于对尚未发生和可能永远不会发生的事情思来想去造成的。好消息是，有许多方法可以让你的身心平静下来，以便入睡。试试下面的建议，并坚持使用对你有效的方法。

· 睡前写日记。人们发现，写下忧虑有助于清除充斥在头脑中的压力，这样它们就不会让你晚上睡不着。感恩日记是另一种让自己以积极的心态入睡的方法。简单有效的方法就是留出几分钟时间，每天晚上写下三件让你感激的事。

· 做呼吸练习。如果你处于焦虑或担心的状态，或者只是有点亢奋，可以通过几分钟的呼吸法来调动你起镇定作用的副交感神经系统。我使用的是从安德鲁·韦尔博士（Dr. Andrew Weil）那里学到的四七八呼吸法。做法是这样的：平静地坐着，把舌尖放在靠近上门牙后面的上颚上，用呼呼的声音呼气，然后用鼻子吸气，默数4秒，屏住呼吸数7秒，用嘴呼气数8秒。再重复这个循环3次，共做4次。这种方法已被临床证明可以帮助放松身心，而且只需要几分钟的时间！

如果你想有健康的睡眠生活，上述三个小贴士十分必要。如果你已经做到了，也可以尝试新睡眠工具箱中的以下技巧和窍门。

4. 试试镁的效果

镁通常被称为"放松"矿物质，因为它能对抗压力、失眠、焦虑、肌肉疼痛和紧张。你可以服用镁补充剂，但我最喜欢的使用镁促进睡眠的方法之一是用泻盐洗个热水澡。硫酸镁是泻盐的主要成分，它通过渗透你的皮肤和肌肉产生放松的效果。即使只是浸泡在温水中也能帮你更快入睡。[26]泡澡时发短信或看电视也很困难，所以这算是一箭双雕。

5. 使用芳香疗法

一些研究表明，精油可以改善睡眠质量，减少焦虑。[27][28]我喜欢用精油香薰机，混合使用薰衣草和其他放松身心的精油，如佛手柑和依兰油。这些都很便宜，而且真的能让房间气味宜人。你也可以在枕头上使用精油喷雾，如果感觉精油香薰机释放的量太多的话。

6. 做简单的伸展运动

睡前做一些拉伸或恢复性瑜伽可以帮助缓解疼痛、血压升高、不宁腿综合征和焦虑。即使在睡前做几个姿势也可以调动副交感神经系统，帮助你睡得更好。[29]我喜欢双脚上墙式、儿童式，甚至只是挺卧式。最棒的是，只需要5分钟左右就能产生巨大的变化。

7. 喝杯花草茶

我最喜欢的促进健康睡眠的方法之一是喝一种可以放松或诱导睡眠的花草茶。这最好在睡前几个小时进行，这样就不会在半夜醒来排尿。最好挑选含有缬草根、洋甘菊、柠檬香蜂草、啤酒花或西番莲的花草茶。[30][31]

8. 戴上防蓝光眼镜

佩戴防蓝光眼镜是另一种改善睡眠的简单方法。鉴于我们的家里有过量的抑制褪黑素的蓝光，这种眼镜是必不可少的。夜间镜片通常是琥珀色或橙色的，可以阻挡90%以上的蓝光光谱。佩戴防蓝光眼镜已被证明可以显著改善睡眠质量，减少失眠。[32]我最喜欢的是斯旺威克眼镜，但也有几个不错的制造商，还可以选择处方眼镜。或者也可以把节能灯或白炽灯换成低蓝光灯泡。市面上有许多这样的灯泡——事实上，我的一个病人发明了一种"睡眠专用灯泡"，它可以阻挡几乎所有的蓝光和绿光，并且可以使用数年时间。

我们在本章中已经了解到睡眠在整体的免疫健康中扮演着多么重要的角色。事实上，我已经有几十个病人能够对他们的自身免疫状况、过敏、慢性炎症或衰弱的免疫系统做出可衡量的改善。我特意把睡眠一章放在免疫力恢复计划的首位，因为说实话，我认为睡眠是最重要的！你可以锻炼身体、健康饮食、控制压力，但如果你不睡觉，免疫系统就不会像你睡够8小时那样健康。

我知道，改善睡眠说起来容易做起来难。但好在接下来的几章中的小贴士也会改善睡眠。当我们的生活方式失去平衡时，睡眠往往是最先被打乱的，因为它不仅受到睡眠习惯的影响，还受到运动习惯、饮食，特别是压力水平的影响——我们会在下一章谈到。

6

优化压力——好的和坏的

20世纪90年代初，我大学毕业，取得了生物学学位。但是，和典型的毕业生一样，我根本不清楚接下来要做什么。我知道我需要一份工作以及时间来慢慢找出适合自己的未来。我在纽约市著名的洛克菲勒大学布鲁斯·麦克尤恩博士（Dr. Bruce McEwen）的实验室里找到了一份实验室技术员的工作。我当时不知道这段经历最终会影响我多年的职业生涯。麦克尤恩博士是神经内分泌学领域的巨擘，特别是在研究压力激素对大脑的影响方面。他甚至创造了"适应负荷"这一术语，我们现在知道它是压力对身体的损耗。[1]

我加入了很棒的科学团队，他们专注于研究急性和慢性压力对大鼠免疫系统的影响。当我还在天真地用吸移管将液体吸移，进行放射免疫分析，并努力不破坏高速超离心机时，新兴的心理神经免疫学领域在科学界的影响力却越来越大。究竟什么是心理神经免疫学？简言之，是研究心理状态如何改变生物化学反应，从而塑造免疫系统和健康成果的一门学科。这个概念在当时是比较新颖的，但在过去的30年里，关于慢性压力如何塑造免疫系统，从而导致人类疾病的研究已经爆炸性增长。事实上，这一事实完全渗透到了我们对免疫的思考中。三年后我离开了实验室，进入了在新奥尔良的医学院，但我在洛克菲勒大学的日子影响了我作为医生的道路，当然，它也影响了我写关于压力和免疫系统的这一章。

当代的"非战即逃"反应问题

几乎每个与我交谈的人都听说过"非战即逃"反应，当然，所有人都在某个时候感受过它，是肾上腺素激增导致心脏狂跳，并引发胃部紧张的感觉。有些时候是因为好事——你即将结婚或在众人面前接受奖项，但其他时候是因为不那么好的事情，比如收到灾难性消息或意识到有人在夜间黑暗的街道上跟踪你。无论哪种情况，这种压力反应在进化上对我们作为地球上的生物的生存至关重要。不管你喜不喜欢，应激反应让我们活下来，保护我们免受危险，让我们瞬间获得快速的能量来抵御或逃离危险。

比如说，你走在路边，差点儿被一辆飞驰的公共汽车撞到。瞬间，大脑里的杏仁核感觉到对你安全的威胁，在几毫秒内，交感神经系统被激活，两种激素——去甲肾上腺素和肾上腺素——从神经末梢和肾上腺涌入你的血液循环。这些激素提高了心率，扩大了瞳孔，将血液分流到大肌肉，并刺激葡萄糖释放到血液中，这样你就可以战斗或逃跑了。在这个初始系统启动后不久，第二个系统——下丘脑-垂体-肾上腺（HPA）轴——被激活。这是从下丘脑发出的激素信号，被称为促肾上腺皮质激素释放激素（CRH），它会传到位于大脑底部的脑垂体。然后，垂体发出另一个激素信号，被称为促肾上腺皮质激素（ACTH），它让位于肾脏顶部的肾上腺泵出皮质醇。这一切只需要几分钟，而且如果压力源消失，副交感神经系统会激活"放松反应"，使你恢复平衡。这通常被称为"休息和消化"阶段，因为当你有压力反应和皮质醇激增时，消化和睡眠能力就会消失。

那么，压力的问题是什么呢？如果压力反应是有益的进化上的适应，为什么总是听到专家警告我们"压力的危险"呢？实际上，专家们警告我们的不是我刚才举的公交车的例子那样可以迅速解决的短期急性战逃反应，而是慢性的、持续的压力的危险，这些压力对健康有已知的负面影响，包括增加癌症[2]、心脏疾病[3]、抑郁症[4]和自身免疫性疾病[5]等的发病率或恶化率。几千年前，我们不得不处理大量的短期压力，如猎取食物、寻找住所、部落战争和野生动物的攻击。（这使21世纪的生活听起来很美好，不是吗？）如今，压力有许多不同的大小、形状和味道，与公共汽车不同的是，其中大多数——与配偶的争吵、工作压力、交通堵塞，以及财务问题——都不会立即威胁到生命。但棘手的是，身体对这些压力源的应对方式与丛林中的老虎向我们逼近或公共汽车几乎将我们撞倒时一样。当你把所有小的压力源加起来，不断触发战逃反应，随着时间的推移，免疫系统和疾病状态就会发生变化。

现实情况是，压力对身体的影响取决于我们如何感知压力，压力有多大，以及应对压力的时间有多久。不幸的是，现代生活就像是不断激活应激反应的完美配方。想想吧，大多数人会说"压力很大"，但如果仔细分析，对身体造成损害的可能并不是压力源本身，而是身体持续的物理和激素反应，它导致了免疫系统的变化。无论是感知的还是想象的压力（是的，我说的是杞人忧天的人）或者是实际经历的身体或心理压力，都会使身体发生同样的反应。如我们之前所了解的，这些反应与去甲肾上腺素、肾上腺素、CRH和ACTH的释放有关，但也与皮质醇有关，这种激素你应该已经听说过一两次。

　　皮质醇在健康领域名声不好，主要是因为人们只谈它的负面作用。但实际上，就像战逃反应本身一样，没有它我们就无法生存！我们整天都在以良好的昼夜节律模式分泌皮质醇，这是由第5章中讲过的"主时钟"调节的。当你观察皮质醇的日常释放时，会发现它几乎与褪黑素完全相反：皮质醇在早上7点左右达到峰值，帮我们为迎接新一天的挑战做好准备。然后它就会下降，直到午夜时分降到最低点。（除非你在卧室里看11点的新闻或在深夜吵得不可开交。）然后它又开始慢慢上升，直到我们睁开眼睛。由于皮质醇在一天中以这种可预测的模式上升和下降，为了准确测量它，你必须在不同时间进行测试。在我的实践中，我使用家庭皮质醇尿液测试，可以在白天和晚上测量4次或更多次。这一点至关重要，因为即使你的皮质醇在一天中的某一时刻可能是正常的，但在其他时间可能非常低或非常高，你却不知道。

皮质醇测试选项

　　皮质醇测试在我对病人的医疗评估中是非常重要的。许多人因体重增加、免疫问题和疲劳而来，我想看看他们的皮质醇分泌是否因慢性压力和HPA轴的功能障碍而过低或过高。要做到这一点，我需要知道他们在入睡前和刚从床上爬起来时的皮质醇水平。大多数人可以通过标准实验室进行测试，但不可能准确捕捉到皮质醇在一天中的起伏，除非你决定一直待在实验室并多次抽血。另一种测量皮质醇的方法是通过家庭唾液或尿液测试。这两种方法都是很好的选择，但尿液测试的好处是可以看到你如何代谢或分解皮质醇，这是很有用的信息。大多数功能医学从业者可以安排和解读这些测试，然而，它们通常不在保险计划范围内。

皮质醇有很多功能，从帮助调节血压、心率和血糖到激活免疫系统和抗炎症反应。皮质醇具有抗炎作用的事实可能会让你感到惊讶，但有一个联系可能会帮助你理解它。类固醇药物（如泼尼松）类似于皮质醇的药物形式，被用于减少炎症和引起免疫抑制。想想，人们因关节炎而被注射类固醇，因过敏而将类固醇喷入鼻腔，因哮喘而服用类固醇药片，因毒葛而在皮肤上擦可的松软膏。这些都是皮质类固醇激素（包括可的松）被用来抑制免疫系统反应的方式。使我们的皮质醇反应如此复杂的是，皮质醇的不同时间、频率和数量对我们免疫系统的影响是完全不同的。这一点很重要，因为皮质醇是导致四种免疫类型的主要因素。

压力：急性的和慢性的

正如我们在本书中已经看到的那样，过度简化皮质醇的作用并给它贴上"坏"或是"好"的标签并不真正准确。那么，对于压力整体来说也是如此。菲尔达斯·达哈尔博士（Dr. Firdaus Dhabhar）是我的前同事，也是积极和消极压力领域的著名研究者，他设计了压力谱来描述某些类型的压力如何对我们的免疫健康和整体健康有好处。[6]很惊讶，对吗？当你知道短期急性压力源——公共汽车——是为了帮助身体在瞬间调动其所有保护机制时，就不会那么震惊了。正因如此，急性压力实际上有助于短期内增强你的免疫系统。另一方面，达哈尔博士告诉我们，慢性压力可能是个坏消息，会造成免疫失调和免疫抑制，导致感染的增加和疾病恢复不佳。我们还知道，频繁的压力似乎会加剧自身免疫性疾病，如类风湿性关节炎[7]和溃疡性结肠炎[8]，并可能导致过敏反应的增加，如湿疹[9]和哮喘。[10]

好消息是，知道压力是好是坏可以让你采取关键步骤来改变对压力的反应，创造保护自己的行为。你要做的就是学习如何促进好的压力，减少坏的压力。回到适应负荷的概念，要保持好压力和坏压力的平衡，说实话，没有人可以完全避免坏压力。如果不保持这种平衡，免疫系统就会陷入免疫抑制、自身免疫反应、炎症和过敏症恶化等危险状态。

让我们从好的压力开始！正如刚刚学到的，急性压力可能对你有好处。当身体最初进入"非战即逃"的情况时，它可能感觉到了你已受伤。正因如此，你的白细胞，如中性粒细胞、NK细胞和巨噬细胞，会在血液循环中重新分配，并进入你的皮肤、肺部和消化道等区域，以便能应对外部的任何攻击。达哈尔博士将此比作士兵从军营转移到了前线，或转移到了不同的"战斗岗位"，如淋巴结，以做好战斗准备。不仅仅是皮质醇会导致这种反应，其他压力激素，如肾上腺素和去甲肾上腺素，也是激活这种急性免疫反应的关键。[11]那么什么才是"好的压力"呢？间歇性禁食、冷水浴和为达成重要学习目标而努力都是很好的例子。但是最好的"好压力"是运动。

运动是说明积极的急性压力如何有益于免疫系统的完美例子。如果你适度运动30~60分钟，体内循环中的免疫球蛋白、中性粒细胞、NK细胞、细胞毒性T细胞和巨噬细胞会有明显增加。[12]这种水平的运动是增强免疫功能的关键，可以改善对癌细胞的监测[13]和减少炎症[14]，更不用提运动对我们的心血管、新陈代谢和情绪改善的作用了。对女性而言，如果在接种流感疫苗前骑了45分钟的自行车，或者完成了一项困难而艰巨的脑力任务，她们对疫苗的反应会更好。[15]流行病学证据表明[16]经常运动可以减少许多老年慢性疾病的发生，包括病毒和细菌引起的传染病、乳腺癌、结肠癌和前列腺癌，[17]以及像心脏病这样的慢性炎症。[18]换句话说，运动和短期压力可以减少炎症并促进整体健康。最近的研究甚至表明，运动可以帮助改善COVID-19感染后的恢复。[19]

再说说坏的方面。坏的压力完全不一样，即使是低水平的日常无休止的压力也会产生有害影响。[20]这是个问题，因为我们中的许多人没有很好地平衡工作和生活。慢性压力与代谢综合征的可能性较高有关，代谢综合征的特征是肥胖、高血压、胰岛素抵抗和高甘油三酯。众所周知，所有这些都增加了心脏病发作、糖尿病和中风的风险。事实上，有长期工作压力的人患代谢综合征的可能性是没有工作压力的人的两倍。[21]一项对欧洲、美国和日本的60多万名男性和女性的研究表明，工作压力大和工作时间长的人比没有高压力的人患冠心病的风险大10%到40%！[22]是的，你可以把健康问题部分归咎于你的工作。慢性压力还扰乱了细胞介导的免疫力，这对监测和破坏癌细胞有巨大影响。慢性压力已被证明会增加癌症的发病率，如鳞状细胞皮肤癌[23]，并可能加快该疾病的扩散。[24]慢性压力还可以增加易感人群患自身免疫性疾病的风险。一项对120572名被诊断为创伤后应激障碍（PTSD）的现役军人的研究表明，这些人在5年内有52%的风险患自身免疫性疾病。[25]相当惊人，不是吗？

即使生命早期的压力，包括心理上和身体上的压力，也会给免疫系统留下印记。儿童时期的不良事件（ACEs）通过改变免疫系统在成年后对压力的反应来影响以后的健康。这是热门研究领域，一项研究显示，在患有自身免疫性疾病的成年男女中，至少经历过一次ACEs的比例为64%，他们的童年创伤性压力越大，其疾病的住院率就越高。[26]很明显，压力以及皮质醇和其他压力激素对我们免疫系统的影响不是固定的。不能说压力都是"坏的"，因为在某些情况下它是适应性的、必要的，甚至是积极的。这一切都取决于压力源的时长、时机和强度。而大脑感知压力的方式可以改变我们的生物反应。我们中的一些人天生就可以更好地承受和处理压力，但其他人只能通过实践来磨炼这个技能。[27]怎么做呢？通过努力建立复原力，也就是在面对挑战、逆境、创伤和悲剧时的良好适应能力。

斯坦福大学心理学家凯利·麦格尼格尔（Kelly McGonigal）在她的《自控力》一书中写道，把压力看作挑战和只是生活一部分的人比总是害怕和避免压力的人要更健康。每个人都可以获得更好的复原力，有许多方法可以建立复原力，以及管理你的身体对压力的反应。如果长期坚持以下工具箱中的习惯和生活方式，你就会增强抗压能力。此外，我还会介绍很多可以减轻压力对大脑以及免疫系统打击的天然物质。因此，虽然没有人可以避免所有形式的负面压力，但我们对它们的控制能力比之前要大得多！

压力工具箱

下面的许多建议将大大改善你的压力反应，使你在面对日常压力时承受力更强。不过，改善压力反应需要每天投入精力，对我们中的许多人来说，如果已经深陷战逃反应的道路，可能还需要时间和练习。优先考虑睡眠仍然是我对改善免疫系统的首要建议，但练习压力管理是紧随其后的。好消息是睡眠越好压力也会越小，而更小的压力又有助于你睡得更好。这就是我说的积极的滚雪球效应——改善健康的一个方面会自动启动其他方面的愈合。

因此不再赘述，以下一些干预措施就可以帮你正面应对压力，感觉更平静和更有韧性，并降低患与压力有关的疾病的风险。

1. 建立日常的正念练习

我知道，我知道。你以前听说过这个！我敢用我的毕生积蓄打赌，你们中的大多数人尝试过（但都失败了）建立定期的冥想练习。作为经常向病人推荐冥想的医生，我一遍又一遍地听到"我没有时间""我无法静坐"以及"每当我尝试时，思维就开始飞速运转"。如果你已经想到了无数个不能冥想的理由，让我告诉你，你不会在一夜之间成为冥想大师或佛教僧侣，或者现实地说，永远不会。事实是，那绝不是问题！正念不仅仅是冥想，其实你甚至不需要静坐或清除杂念来获得好处。有很多方法可以让人保持正念，而数据显示，它们对我们的健康和免疫系统的好处大到令人震惊。事实上，定期正念冥想可以降低 IL-6、NF-κB 和 CRP 等炎症标志物，同时加强细胞介导的免疫力。[28]

我总是建议从身体扫描这样简单的事情开始，也就是当你躺在地上或床上时，逐步放松身体的每个部分。如果这太难了，你可以听冥想指导，并按照指示进行。如果静坐太难，你可以做步行冥想，这在几种形式的佛教分支中很流行。你只需专注于每一步的动作和行走时的呼吸。这会是你经历过的最放松的散步！我建议每天至少做10分钟。也有许多应用程序，其中许多是免费的，提供了成千上万的选择。关键是要从现在开始，每天"练习"。你可能永远不会达到让你觉得冥想是很自然和轻松的境地——没关系！你同样会得到好处的。

2. 每月进行一次数字化排毒

这是我最喜欢的减少压力的方法之一。要做的就是每个月花一天时间，切断所有接触社交媒体、新闻、电子邮件和电视的机会。利用这段时间到户外去，读一本纸质书，做饭，运动，与宠物玩耍，享受与朋友和家人面对面的互动。我向你保证，你会感觉更平静，压力更小，尽管这只是一个月中的一天，但你会获益数周。你可能会非常喜欢这种感觉，以至于决定更频繁地这样做！

3. 监测你的想法

认知行为疗法（CBT）是心理学家和精神健康专家用来帮助解决焦虑、抑郁、成瘾和许多其他精神健康甚至身体健康问题的方法。告诉你一个秘密：你不需要看治疗师就可以使用CBT。事实上，你可以在自己身上使用它来帮助管理你对压力的反应。我们往往会对压力源产生膝跳反应，这种反应可能是如此自发，以至于我们的理性大脑没有机会真正处理正在发生的事情。比如，当有人在路上超车时，你是否总是按喇叭并骂人？当电话响起时，你的大脑是否总去想最坏的情况？如果有人不笑或不打招呼，你是否认为他们对你很生气？如果你对这些问题的任何一个或所有的回答是肯定的，那么你并不孤单。

有个很有用的CBT练习，叫思考—感受—行动循环，可以阻止"膝跳反应"，让我们在行动之前思考情绪和感觉。以下是尝试的方法：下次当你感觉到身体有某种情绪，如恐惧、忧虑或愤怒时，追溯到你大脑中的原始想法。也许它是"我的汇报很糟糕，我会被解雇"，或者"人们总是会让你失望"。然后，真正思考一下这个想法的来源，更重要的是，问问自己这到底是不是真的。很多时候，你会发现它根本不是真的。这似乎是很小的改变，但这个练习可以改变你对当下情况的感受，因此也可以改变你的反应。随着时间的推移，你会感到更有控制力，更积极，更快乐，更少受周围压力事件的摆布。

4. 到户外去

想象一下，如果你去看医生，医生没有给你开药治病，而是给你开了"亲近自然"的处方。好吧，研究表明，在自然界中的户外活动可以减轻压力，明显地平息压力反应。[29]事实上，在大自然中可以降低你的皮质醇，减少焦虑感，同时增加快乐。让自己沉浸在大自然中也可以改善免疫功能。有许多方法可以做到这一点。你可以在当地的公园里散步，去海滩，在花园漫步，或在州立公园远足——重点是去任何可以让你暂时逃离科技、交通和噪声的地方，看到绿色的东西！

5. 每天运动一下身体

正如我提到的，运动是积极压力的最终形式。而且讽刺的是，它也是增加复原力和减少负面压力的最佳方式之一！研究表明，定期的轻度和中度有氧运动可以随着时间的推移降低皮质醇和肾上腺素水平，同时增加释放大脑中令人愉悦的内啡肽。此外，运动可以帮助缓解抑郁和焦虑。[30]这一点在涉及像太极、瑜伽、拉伸和散步这样的恢复性运动时尤其有效，这些运动在降低压力激素的同时，也在主观上改善了情绪。

耐力运动和高强度间歇训练（HIIT）会暂时增加皮质醇，它们对新陈代谢、情绪和心血管健康都有好处。只要确保你在两次训练之间有足够的恢复时间或恢复性锻炼。[31]皮质醇是一种分解代谢激素，也就是说，它分解肌肉和脂肪。如果它在你还来不及恢复时就涌入身体的话，你可能会受伤。[32]研究表明，长时间、高强度的跑步所产生的皮质醇升高，可能需要48小时才能恢复到正常的基线水平。[33]在路上奔跑26.2英里（约42.2公里）的马拉松参赛者会有很高的氧化压力标志物和较高的炎症水平。过度训练综合征的特点是免疫力下降、疲劳和情绪变化，部分原因是正常的皮质醇反馈反应被破坏，以及其他激素（如睾丸素）的下降。[34]美国知名马拉松运动员赖恩·霍尔（Ryan Hall）在33岁就退出了竞技跑步，理由是过度训练导致的疲劳和抑郁。不要误会我的意思，我是耐力运动和高强度锻炼的拥趸，我自己也完成过几次马拉松和铁人三项。但是，当我没有用适当的睡眠和压力管理来弥补时，也曾遭受过相当可怕的疲劳和肾上腺失衡。根据你的免疫类型和目前的健康状况，有时高强度运动可能不是最佳选择。

6. 试试适应原

虽然我已经介绍了管理压力和平衡皮质醇对免疫系统的影响的最重要的事情，但还有一类叫适应原的天然物质，可以通过它们对身体神经激素系统的影响来抵御慢性压力的破坏，增加能量和心血管的耐力，并减少焦虑感。[35]这些植物药品首先被"二战"中的俄罗斯士兵用来增加体力和耐力，也被北极探险家、太空宇航员及其他处于强烈精神压力和身体压力下的人所测试。虽然每种适应原的作用方式略有不同，但它们在体内都能提供能量和复原力，保护大脑和神经系统，或者平复和减少过度压力的影响。有些适应原是平衡性的，有些是激发性的，所以根据皮质醇水平和压力反应的方式，你可能需要某一种特殊类型的适应原。被研究得最多、最有效的适应原是：

- **红景天**——自然生长在欧洲、亚洲和北美洲的根用作物，在压力管理方面已被广泛研究。[36]

- **刺五加（西伯利亚人参）**——原产于亚洲东北部的小型木本灌木，研究已发现具有多种健康益处。[37]

- **五味子**——生长在中国北部和韩国的浆果，具有众所周知的抗压力作用。[38]

- **南非醉茄**——也称印度人参，一种草药，在印度传统医学中已经使用了几个世纪，用于减轻压力和提高幸福感。[39]

- **亚洲参**——这种充满活力的草药在传统中国和韩国医学中被用来帮助解决广泛的健康问题。[40]

- **柠檬香蜂草**——这种新鲜、芳香的草药与薄荷同属一个家族，在历史上一直被用于烹饪和制药，还被用于治疗焦虑和提高认知能力。[41]

- **木兰树皮**——顾名思义，是由木兰树的树皮、树叶和花瓣制成的药用制剂。已被证明有助于促使人们放松，降低感知压力。[42]

当我们讨论到每个免疫类型时，我会更多地提到对调节压力有帮助的适应原和其他天然物质，你会看到这些神奇物质是如何创造更平衡的免疫状况的！

处理好压力和保持良好的睡眠是健康免疫系统的基础。如果没有睡眠和压力管理，这本书中的其他建议只会有很少的帮助。即使只采用其中一种生活方式的改变，也会在很大程度上帮助扭转自身免疫性疾病，强化薄弱的免疫系统，减少已恶化多年的慢性炎症，并恢复失衡的免疫反应。

7

呵护肠道相关淋巴组织
——你的免疫系统之家

　　我在私人诊所做了十年过敏症医生，我的病人百分之百都是因某种过敏性或免疫性疾病而来。回顾过去，我发现我从来没有询问过，甚至没想过他们的肠道健康问题。现在，这是我首先要评估的事情之一。经过几个世纪的研究和发现，我们才了解到这种肠道与免疫系统之间关系的重要性，但如果有一件事对我来说每天都变得更加清晰，那就是肠道是免疫系统的中枢。你可能很奇怪：为什么免疫细胞会待在那里？不是应该在血液和淋巴管道中循环，扫描危险，或在身体外围的淋巴结中待命，等待被召唤去执行任务吗？现实情况是，这些细胞大部分可以在免疫系统的中央情报中心找到——也被称为肠道相关淋巴组织，或GALT。[1]这是我们几百年来凭直觉知道的事情。现代医学之父希波克拉底因为"所有疾病都始于肠道"的学说而闻名。但是，我们缺乏真正了解它的先进技术。如今，我们知道GALT是一个淋巴组织群，包含了整个身体中最高浓度的免疫细胞。这个衬垫着小肠和大肠的组织包含大量B细胞、T细胞、巨噬细胞和树突状细胞。科学文献表明，我们全部免疫细胞的大约70%都存在于GALT中，[2]与我们肠道内部大约有一层细胞之隔。

仔细想想，肠道是免疫系统中心的说法其实很有道理。为什么？因为肠道是我们与大多数外来物质互动的地方，包括友好的和危险的。肠道是我们对世界采样的地方——我们吃、喝、吞，甚至在某种程度上呼吸的所有物质都会通过食道、胃，最终进入宽阔的肠道，在那里的免疫细胞必须决定如何处理一切。从某种意义上说，肠道内部是在我们身体之外的，也就是说，构成肠道屏障壁的细胞（连同厚厚的黏液层）将"外部世界"与我们的血液和身体的内部世界隔开。这意味着微生物、食物、毒素和其他一切最终进入肠道的东西都会直接通过免疫系统的原点。肠道细胞互相建立紧密的连接，以防止病原体、食物颗粒和其他物质随意穿过这道屏障。树突状细胞也可以将它们海星状的"手臂"穿过这道屏障，对经过的物质进行采样。它们在执行免疫监察和识别的工作，以决定对方是敌是友。

我说过树突状细胞是先天免疫反应的一部分，但它们也是将抗原碎片带回T细胞的信使，这样T细胞就能决定如何处理这些信息。例如，它们是否需要发出细胞因子，告诉B细胞制造抗体，或什么都不做。树突状细胞不断将它们的触角探入肠道，以弄清楚发生了什么。另一种被称为M细胞的特殊巨噬细胞可以吞噬肠道中的细菌，并将其带回淋巴结检查。浆细胞也可以将IgA泵入肠道，让它黏住进入肠道的危险细菌和病毒，从而保护我们免受入侵。

这么多活动！所有这些都发生在身体内的这层薄薄的屏障中，非常令人吃惊，不是吗？你可以把它想象成海关和边境保护局——在这里，身体试图阻止任何危险的东西越过它的边界，在内部造成破坏。免疫系统如此靠近肠道的另一个更重要的原因是，它需要靠近肠道微生物群。

认识你的微生物盟友

　　肠道菌群通常被称为肠道微生物群，是细菌、真菌、古细菌（古老的单细胞微生物）、病毒和寄生虫的集合体，生物体总数量约为38万亿个。是的，你体内住了很多微生物！事实上，在《自然》杂志最近的一篇文章中，研究确定了人类大约有50%是人体细胞，50%是微生物细胞。这太令人震惊了。[3]我们确实是拥有超级复杂的生态系统的跨物种生物。如果没有这些微生物，人类就完蛋了。肠道中的微生物为我们做了许多重要的工作，从分解膳食纤维和创造燃料，到喂养和修复细胞，再到合成B族维生素和其他营养物质，以至于帮助保护和发展免疫系统，使我们免受危险的入侵。[4]

　　大约1000种细菌已经被确认为人类肠道的居民，但总而言之，大多数人在任何时候都有大约160种不同的细菌在肠道中。不幸的是，随着年龄的增长，我们中的许多人因为抗生素、处方药和不良饮食而失去了有益的微生物多样性，导致了微生物群不平衡或"紊乱"。[5]这对我们来说不是好消息，因为我们的大部分肠道细菌都是有益的，而且我们已经和它们一起进化了几千年。（换句话说，是我们需要它们！）一些科学家甚至把微生物群统称为"被遗忘的器官"。[6]如果你读到这里时在想："等一下，我以为细菌是危险的！免疫系统不是在保护我们不受细菌伤害吗？"那么你并不孤单。近年来，我们用抗菌肥皂、洗手液以及过度使用抗生素和抗菌药物对细菌发起了全面进攻。虽然微生物群中有一些不那么友好的虫子——寄生虫、某些病毒和问题细菌，如梭状芽孢杆菌，但大多数细菌是有益的，而且肠道中有益细菌的多样性是控制有害细菌的主要因素之一。因此，当我们破坏了微生物群的平衡时，就把自己置于投机的虫子进来破坏的风险中。

细菌是我们的老师

两岁的幼儿每天都在学习基本的命令、简单的词语，以及如何从爬行到行走。然而，他们也在培育自己的微生物群。人类生命的第一个1000天是建立健康微生物群最关键的时间段。[7]我们在出生时就接收了阴道和皮肤菌群，这些细菌成为我们消化道的第一批居民。在这个过程中，我们还从食物中摄取微生物，如果有幸得到母乳喂养，则会从母乳中摄取抗体。我们在泥土中与宠物和玩伴一起玩耍时，也会摄取微生物。这就是为什么在生命早期使用广谱抗生素和过度使用抗菌肥皂会产生破坏性，并会增加日后出现过敏和自身免疫性疾病等免疫问题的风险。当我们还是婴儿时，免疫系统能耐受所有新的有益细菌，允许它们在肠道中繁殖，而不是对它们产生炎症反应。[8]这就是我们建立对日常事物（如花粉和花生）的免疫耐受的一种方式。事实上，如果没有这些细菌，我们就无法建立强大的免疫系统。这一点在无菌小鼠的实验中体现得最为清楚。这些没有任何肠道细菌的小鼠被发现淋巴结很小，也很不发达，辅助性T细胞的数量较少，产生IgA的浆细胞更少。可以说，因为没有友好的细菌，小鼠的免疫系统明显不正常。

另外一些研究表明，肠道中的某种被称为脆弱类杆菌的细菌能改变免疫系统的发育方式。它是这样工作的：假设树突状细胞摄取并将这种友好的细菌带回淋巴结，它会被呈递给辅助性T细胞。[9]结果并非引起炎症反应，而是引起细胞因子的变化和产生的辅助性T细胞类型的变化，导致调节性T细胞的增加，从而平衡和平复免疫系统，并减少Th2细胞，后者会引起过敏、哮喘和湿疹。这可能是在农场和能接触更多不同的细菌和真菌生物体的环境中长大的儿童在以后的生活中哮喘的发病率较低的原因之一。[10]

生活在肠道中的细菌在建立对我们自身组织的耐受性方面也至关重要。记住，免疫系统必须能区分好人和坏人，食物和毒素，以及受损细胞和健康细胞。这样，我们就可以消化和吸收营养物质，而不对它们发起炎症反应，但仍能保持将有害的东西拒之门外的能力。友好细菌是如何做到这一点的？所有细菌都可以通过"群体感应"相互交流，这使它们能传递有关其周围环境的信息，然后根据其感受改变其基因表达。[11]肠道中的细菌与危险的病原体会发生地盘争夺战，争夺空间、食物和氧气，甚至改变肠道中的pH值，就好像它们通过吸走房间中的所有空气来迫使危险的病原体离开一样。[12]共生菌或友好的原生细菌操纵微生物群的环境来对抗感染的这种神奇能力，是发酵食品对肠道健康如此有益的原因之一。例如，乳酸菌是人体内的关键有益细菌，在酸奶和酸菜以及商业益生菌中也天然存在。

如你所见，健康且多样化的肠道微生物群对长期健康至关重要。不幸的是，被削弱的微生物群——已经变得越来越普遍——起到的作用正好相反。

你的肠道在告诉你什么

不幸的是，我们并不总是能收到来自肠胃的反馈，告诉我们出问题了。我们期望至少有一些隆隆声、腹泻、气体或腹胀给我们提个醒。有时的确是这样，但更多时候，肠道微生物群的崩溃并不以这种方式显示出来。相反，我们会得食物过敏、哮喘、自身免疫性疾病，或像帕金森或阿尔茨海默病这样的大脑疾病。[13][14] 所有这四种免疫类型的失衡都可以由肠道功能失调引发。例如，我们摄入的毒素可以引起炎症反应，导致闷烧型免疫类型；致病菌的过度生长可以引发自身免疫反应和误导型免疫类型；慢性压力可以造成肠道免疫屏障的泄漏和过度活跃型免疫类型；而健康微生物的缺乏可以导致虚弱型免疫类型。因此，恢复健康和强大的微生物群和有效的GALT是至关重要的。

也就是说，有时我们确实会出现肠道症状，提醒我们发生了一些事情。炎症性肠病（IBD）的例子最典型，IBD是一组自身免疫性消化系统疾病的总称，包括克罗恩病和溃疡性结肠炎。肠易激综合征在全世界有680多万患者，在美国和北欧的发病率更高。尽管存在遗传易感性，但改变微生物群和损害免疫系统功能的饮食和环境因素是关键触发因素。[15] 例如，动物脂肪和反式脂肪含量高的西方饮食可以通过促进有害细菌内毒素和肠道菌群失调来增加炎症。[16] 在克罗恩病患者中发现的特别讨厌的大肠杆菌菌株——黏附侵袭性大肠杆菌（AIEC），被认为可能诱发该疾病。[17] 像这样的病原体和其他病原体可以触发Th17细胞，而Th17细胞可以增加肠道的炎症，并在许多自身免疫性疾病中起作用。（在IBD患者中，大量Th17细胞出现在溃疡区是很常见的。)[18]

你知道了这一点，再了解到肠道细菌失衡会诱发其他自身免疫性疾病时就不会那么惊讶了。类风湿性关节炎与普雷沃氏菌属的升高有关，[19]也与艾巴氏病毒感染的高发率有关。然而，可能引发自身免疫性疾病的不仅仅是坏细菌，还有作为"肠道卫士"的健康菌群的丧失。一种叫普拉梭菌的保护性细菌在克罗恩病和强直性脊柱炎（主要影响年轻男性的关节炎）患者中计数很低。[20]在牛皮癣患者中，阿克曼菌和瘤胃球菌的多样性下降，且水平很低。[21]总而言之，混乱的肠道微生物群很明显地推动了自身免疫性疾病，它们既可以通过增加病原体，也可以通过保护性物种的缺乏来刺激炎症。

肠道微生物对心血管疾病[22]和糖尿病[23]等重大疾病也是超级影响因素。近年来，我们已经了解到一种叫氧化三甲胺（TMAO）的化学物质会减缓胆固醇从体内的清除，增加血管中动脉粥样硬化斑块的数量，导致许多疾病。事实上，高浓度的TMAO已被证明是短期和长期主要不良心脏事件的独立预测因素。[24]事实证明，常吃肉的人在体内会产生更多TMAO，因为他们体内的微生物可以分解肉和蛋中的胆碱，然后在肝脏中转化为TMAO。你可能已经听过很多次，高动物性食品的饮食会导致心脏疾病。好吧，研究表明，动物性食品中的蛋白质会导致微生物群的转变，而过量的TMAO可能解释了这种联系。事实上，如果你对比纯素食主义者、蛋奶素食者和肉食者的微生物群构成，会发现他们肠道中的微生物印记是完全不一样的。的确，TMAO是不好的，但这并不意味着你必须完全摒弃肉类。百分之百的植物性饮食也不能保证你会有健康的肠道。继续读下去吧。

肠漏症和免疫系统

"肠漏"是在过去十年左右经常被抛出的术语。事实上，搜索这个词可以得到8120000条结果。令人惊讶的是，尽管有越来越多的证据表明它是许多疾病的核心问题，但许多传统医生仍对这个概念嗤之以鼻。"肠漏"并不是真正的医学术语，它基本上指的是肠道的渗透性增加了。那什么是肠漏症，它又是如何产生的呢？

许多东西都会对肠道渗透性有影响，如酒精、毒素、药物、压力、肠道感染、辐射、微生物群失衡，甚至一些食物——任何可以破坏保护性微生物群的因素，都会导致炎症并破坏我们的肠道和血液之间脆弱的黏膜屏障，如我们之前学到的，黏膜屏障是由"紧密连接"控制的。当紧密连接变得更具渗透性时，会允许部分消化的食物颗粒、微生物和化学物质渗入GALT和血液中。当这种情况发生时，免疫系统必须处理所有这些"漏网"的外来物质，受到严密控制的系统就会失控，引发细胞因子激活和针对食物甚至"自身蛋白质"的免疫反应，这就可能开启了自身免疫疾病的循环。

阿莱西奥·法萨诺博士（Dr. Alessio Fasano）是著名的乳糜泻研究者和肠道屏障专家，他解释，当紧密连接被破坏时，一种叫连蛋白的物质会参与进来。[25] 连蛋白是应对沙门氏菌等细菌，以及小麦中的蛋白质麸质时，由肠道细胞分泌的。可以把它看作消化道紧密连接的门卫，根据需要，负责打开和关闭这些连接。当连蛋白升高时，紧密连接保持开放，肠道渗透性提高。[26] 连蛋白的升高是乳糜泻的特征，但也可以在非乳糜泻麸质过敏的病人身上看到。[27] 当你有肠漏时，漏过肠道屏障的物质会激活免疫反应的大规模循环。这会导致重大炎症，并可能导致一长串的疾病。事实上，连蛋白的升高——以及由此产生的肠漏——与诸如1型糖尿病、多发性硬化症和哮喘等疾病有关。肠漏是连接肠道微生物失衡和疾病的原因，所以如果你想扭转这个循环，就需要专注于消除肠道微生物失衡的原因，改善并治愈肠漏。

应该检测你的微生物群吗？

虽然有许多直接面向消费者的测试可以检查你的微生物群，并承诺会告知肠道健康与否，但准确性各不相同。最好是与训练有素的功能医学从业者合作，他们有解读这些测试和帮助人们治愈肠道的经验。然而，如果你有兴趣在家里收集你的大便（不幸的是，这也是过程的一部分），并对你可能发现的东西感到好奇，有几家公司可以选择，比如 Viome、BIOHM 和 Thryve。请注意，这些测试有其局限性，而且你会经常被催促根据报告购买有针对性的补充剂和益生菌。

肠道健康的首要破坏者

当我向病人提出肠道健康的话题时，以下的反应并不少见："可我是因为免疫问题来的！我的消化系统没有问题！"但是请记住，即使你没有胃痛、腹泻或腹胀等典型的肠道问题，也可能有肠道问题。事实上，像皮疹、关节炎、抑郁症和脑雾等症状都可能是你正在经历的肠道失衡的外显。当我们仔细检查肠道健康时，人们往往会对发现的功能失调感到惊讶。要想知道肠道在多大程度上可能导致免疫失衡，请检验自己是否有以下情况：

- **频繁或长期使用抗生素。**即使你多年来没有服用过抗生素，很多时候我们也会忘记小时候的慢性耳部感染，青少年时期为治疗痤疮而服用的抗生素，或者多年来所有的尿路感染和鼻窦炎、支气管炎或患链球菌性喉炎的经历。不幸的是，所有抗生素治疗都会导致有益细菌严重枯竭，并允许有害细菌过度生长。事实上，每年杀死成千上万人的梭状芽孢杆菌感染主要是由使用广谱抗生素引起的，抗生素使肠道很容易受到这种细菌的影响。[28]最该注意的是，根据疾病预防控制中心的数据，这些抗生素处方中至少有30%是完全不必要的。（在我看来，这个数字更可能是50%或60%！）过度开具抗生素处方是巨大的问题，而最终要付出代价的是我们的肠道和免疫系统。

- **旅行中腹泻或食物中毒。**每当我们感染致病细菌、病毒或寄生虫时，不仅会引起炎症，还会导致肠道失衡。细菌感染，如志贺菌、沙门氏菌和弯曲菌（旅行时最常见的三种肠道感染），可导致肠道运动的重大问题，有时会导致数月或数年的慢性肠易激综合征症状。它们也是自身免疫疾病的诱因。[29]

- **慢性压力。**上一章谈到了皮质醇如何削弱肠道免疫屏障。孤独、抑郁或压力可以通过降低B细胞产生的IgA抗体数量直接影响黏膜免疫力。记住，IgA一直在肠道内壁上，作为对入侵者的第一道防线，所以如果你一直处于压力状态或感到不堪重负，请密切关注第6章的建议。

- **缺乏膳食纤维。** 尽管我们中的许多人很在意脂肪、碳水化合物、蛋白质的比例，但估计有95%的人没有摄入足够的膳食纤维！[30]这种情况的后果是严重的，因为高膳食纤维饮食与减少肥胖、癌症和慢性疾病有关。膳食纤维对GALT很重要，因为友好的肠道细菌以植物性食物中的膳食纤维和抗性淀粉为生。[31]你会经常听到膳食纤维被称为"益生元"，因为它本质上是肠道细菌的食物。细菌分解并发酵膳食纤维，产生一种叫丁酸盐的神奇物质，丁酸盐就像细胞的火箭燃料，给细胞提供能量并诱导自噬（记住，我们想要更多的能量和自噬）。研究表明，丁酸盐可以帮助预防结肠癌[32]，还可以降低肠道的pH值，使其不太适合某些细菌的生长，如致病性的大肠杆菌。

- **草甘膦或转基因食品。** 农达是世界上最常用的除草剂，被用于转基因作物。已知活性成分草甘膦会破坏实验室动物的微生物群，人们推断它对人类的微生物群也有破坏作用。[33] 2015年，世界卫生组织也裁定草甘膦是致癌物，所以这也是要考虑的。[34]避免草甘膦的最好方法是尽可能避免转基因食品。常见的被草甘膦污染的食品包括玉米、燕麦、菜籽油、大豆和土豆。

评估上述所有情况将使你了解你的微生物群功能障碍的风险因素可能是什么，以及你可能在肠道健康谱系上的位置。需要牢记的另一个因素是饮酒量，酒精可以伤害小肠黏膜和肌肉壁，使毒素更容易进入血液。酒精还能杀死细菌，这在洗手液中是很好的，但对你的微生物群却不是好事。另外也要盘点一下你有多少次因疼痛而服用非甾体抗炎药，如布洛芬。尽管是非处方药，但如果使用得太频繁，这些药可能会导致消化道受损，甚至是溃疡。

GALT复活工具箱

我向想要治愈肠道的病人推荐的第一件事是进行为期30天的消除性饮食，来消除常见的肠道刺激物。这是诊断食物敏感和不耐受的黄金标准，因为标准的食物过敏测试只能发现你会对某些食物产生IgE或过敏性反应。许多人对他们有消化困难的食物有不耐受的情况，比如乳糖不耐受，或者可能对食物本身有IgG抗体而过敏。这通常表现为较轻微的症状，可能会数小时甚至数天之后才出现，所以要精确指出哪些食物有问题是非常困难的。虽然有诊断基于IgG食物过敏的测试，但它们的有效性各不相同，价格昂贵，而且不在保险范围内。如果你有机会在接受过测试结果解读培训的医疗从业者那里做测试，那很好，但首先我建议与营养师、注册营养师或综合医师合作进行消除性饮食。

如果你要自己行动，我建议去掉我认为对大多数人最敏感的东西——小麦、大豆、乳制品、鸡蛋和玉米。我还会让人们在最初的30天内去掉任何添加的糖、咖啡因和酒精。大多数人会注意到，一旦从日常饮食中去掉了这些食物，症状就会发生巨大变化，并惊讶地发现，看似无关的症状（如皮疹、关节疼痛和头疼）都会消失。然后你每次重新摄入一种食物，要至少等待48个小时，以确定是否有任何症状复发。往往这时我的病人会注意到可能触发胃灼热或消化道不适的食物。这让他们可以继续吃其他东西，以免减少不必要的食物。关于进行消除性饮食的更多细节见第10章。

除了消除性饮食，以下建议可以帮助你治愈肠道失衡和肠漏，使你的微生物群开始为你工作，而不是跟你作对。

1. 多吃植物

我们知道，多样化的植物性饮食是实现肠道健康的关键。虽然这并不意味着你不应该享受动物性食物，但你的微生物群需要每天在豆类、无麸质全谷物、蔬菜和水果中获得膳食纤维才能保持健康。这也将增加你结肠中可以愈合肠道的丁酸盐的量。如果你是女性，需要每天吃至少25克的膳食纤维，如果你是男性，则是38克。也可以在沙拉和冰沙中加入种子和坚果，增加额外的膳食纤维。

2. 多吃发酵食品

发酵作为无须冷藏就能保存食物的方式已经存在了很久，这样人类才可以全年吃上水果和蔬菜。我们的祖先做得很对，因为水果和蔬菜、谷物和牛奶的发酵也可以提供有益的活的益生菌，如乳酸杆菌和双歧杆菌，可以帮助恢复肠道的平衡。发酵食品也更容易消化，甚至可能降低血压，并含有有益的抗氧化剂。大量研究表明，天然存在的益生菌会产生抗菌剂，抑制致病性有机体的生长。[35]乳酸杆菌可以改善肠道屏障的完整性，有助于预防自身免疫性疾病和过敏所需的免疫耐受。但在你去囤积桃子酸奶之前，要知道许多"益生菌"食品（如传统酸奶）中没有任何活菌，只是添加了糖。相反，可以尝试像生酸菜或辣泡菜这样的发酵蔬菜——即使每天一汤匙也会有帮助。吃发酵蔬菜的另一个好处是，益生元膳食纤维已经在里面了，所以算是一箭双雕。

3. 服用益生菌补充剂

如果每天吃发酵食品对你来说不现实，益生菌是很好的替代选项，但它们良莠不齐。要记得看瓶子上药品生产规范和美国药典的印章，保证你买到的是货真价实的益生菌。瓶子上应该列出所有的细菌种类和每种细菌的菌落形成单位（CFU）的数量，而且除非另有说明，否则益生菌应该始终被冷藏以保证活性。大多数益生菌补充剂都有多种双歧杆菌和乳酸杆菌，它们都是人类微生物群的原生菌。我建议尝试获得至少8个不同种类和至少300亿的CFU。根据消化需求，你可能需要更大的剂量，但这是个好的起点。数量和质量越高，益生菌就越贵，所以确实一分钱一分货。

我希望这一章能让你确信肠道微生物群是你免疫系统的关键部分。不幸的是，现代生活方式使肠道健康受到考验，并经常使我们遭受失衡和肠漏，这会使免疫系统向错误的方向发展。好消息是你生活中的一些小变化就可以给肠道健康带来很大的改善。

8

毒素——免疫系统的终极干扰者

　　基因不决定你的命运，这对我们中的一些人来说是件好事，因为也许我们没有拿到最好的牌。当然，你继承了父母的DNA，但这些基因如何在一生中发挥作用与环境有很大关系。我已经在本书中多次谈到"环境"。但究竟是什么定义了人类的环境呢？我不是在纯粹谈天气或我们身处的气候。我说的是睡眠、压力、摄入的食物，以及最重要的——我们的身体每天接触的物质。想一下，基因是身体的原材料，而环境是身体年复一年接触到的一切的总和，包括我们呼吸的空气的质量，服用的药物中的化学物质，在皮肤上涂抹的乳液，还有喝的水。

　　那么环境与我们的免疫系统有什么关系呢？我们经常错误地认为免疫系统只是用来对抗感染的，而事实上，它是用来抵御各种外来物质的，包括毒素。"毒素"这个词在健康领域一直被使用，所以在我们讨论为什么要避免它们之前，先快速认识一下它。一些毒素的例子是：

- **重金属**，如旧油漆中的铅或一些海产品中的汞。
- **仿雌激素**，在某些产品和食品中发现的模仿雌激素的化学物质。

- **农药和除草剂**，在非有机农业中使用。
- **塑料**，含有像双酚 A（BPA）这样的化学物质，可以从塑料中滤出并进入人体。
- **邻苯二甲酸盐和对羟基苯甲酸酯**，在许多化妆品和个人护理产品中都有。
- **药物**，含有身体必须代谢的可以作为毒素的外来成分。
- **阻燃剂**，在床垫、家具、窗帘和一些衣服中都有。

想想你有多经常使用塑料制品、吃非有机食品、使用口红或乳液、吃药、喝自来水，或接触上述清单上的任何物品——可能每天都有很多次，对吗？嗯，可以把每个微小的有毒接触想象成我们免疫系统必须扑灭的一团小火。

了解到这些，再谈毒素在形成免疫类型方面发挥的重要作用，就并不奇怪了。它们会导致免疫抑制，引发自身免疫性疾病、过敏和炎症。这在出生前就开始了，并且无论环境变好还是变坏，它都是我们一生的影响因素。事实上，2004 年进行的一项著名研究发现，有 287 种化学物质存在于新生儿的脐带血中！在这些化学物质中，有 180 种是已知的人类或动物致癌物，217 种有神经毒性，208 种已知会导致出生缺陷。[1] 因此，甚至在出生之前，我们就接触到了免疫系统需要处理的化学物质。

随着我们的成长，这种情况会变得更加糟糕。我们成年后所患的许多疾病，其根源就在于早期生活中接触到的化学物质和毒素，因为是它们将平衡的免疫类型变为闷烧型、误导型、过度活跃型或虚弱型。部分是因为当我们还是婴儿时，免疫系统仍在发育，所以对化学物质特别敏感。[2]然而，即使成年后，化学物质仍然对免疫系统健康有重大影响。

化学物质如何破坏免疫系统

现实情况是，我们每天都在呼吸毒素、吃毒素或喝毒素，或通过皮肤接触毒素。在地球上生活这是无法避免的。毒素如何在细胞水平上影响免疫系统仍然是被积极研究的课题，但已经有一项又一项的研究表明：

- 毒素直接损害免疫细胞，削弱T细胞反应、巨噬细胞活性、NK细胞反应和抗体产生。[3]
- 短期暴露在香烟烟雾中会使巨噬细胞对细胞因子的反应变差，也就是使细胞因子的活性降低。[4]
- 毒素通过激活叫作AHR的受体来造成问题，它会开启调节肝脏排毒途径中的酶的基因，导致肝脏损伤、DNA突变、免疫抑制、出生缺陷，甚至肿瘤。[5]
- 邻苯二甲酸盐存在于从洗发水到柔软、可咀嚼的婴儿玩具，再到聚氯乙烯（PVC）地板的所有东西中，与儿童的喘息和炎症性健康问题有关。[6]
- 扰乱激素的化学物质有时被称为"肥胖因子"，它们促进脂肪细胞的生长，导致代谢综合征。[7]

- 类风湿性关节炎和狼疮等自身免疫性疾病与接触杀虫剂、汞和铅、双酚A、溶剂和某些药物有关。[8]
- 使用指甲油和染发剂的女性患自身免疫性疾病——原发性胆道胆管炎（PBC，旧称原发性胆汁性肝硬化）和狼疮——的比例较高。[9]

现在，希望我已经说服了你，毒素确实在所有类型的免疫功能紊乱中有重要影响，包括在四种免疫类型中所见的功能紊乱，所以必须注意毒素的影响。在过去的几十年里，我们在世界范围内的毒素负荷猛增，日常生活中使用的几乎所有东西都是由合成化学品制成的。1970年到1995年，合成化学品的产量增加了两倍，从每年约5000万吨跃升到1.5亿吨。今天这个数字还要高得多。现实情况是，美国环境保护署甚至不知道有多少化学品存在。他们的库存清单上有大约85000种，但他们并不清楚目前有多少在市面上流动。很可怕，对吗？《有毒物质控制法》是保护我们免受伤害的法律，但它远远不够。基本上，它只是提出了一个问题：一种化学品是否会对健康或环境带来"不合理风险"的伤害？但什么才算得上是"不合理风险"？概念是很模糊的。该法案没有规定某物是否安全，也没有多少监管。虽然该法案在2016年进行了修订，但自从大约40年前开始实施以来，只有9种化学品在美国被禁止，而且1976年之前出现的6万种化学品被安全测试豁免。这使很多不受管制的化学品游走在我们身边。

五种臭名昭著的毒素——最糟糕的免疫罪犯

在读完本章第一部分后，你可能会灰心、沮丧或无望。诚然，当你刚开始了解环境中的毒素时，可能会觉得毒素是如此普遍，我们永远无法完全避免它们——这怎么可能呢？如果你有这种感觉，你是对的。现实情况是，以现代生活的设置和化学品的监管方式，我们永远无法完全避免毒素。但是没关系！免疫系统天然能应对一些毒素而不崩溃。我们的目标是减少与可控的有毒物质的接触，并支持身体去处理剩下的毒素。

首先来谈谈最可怕的毒素，以及在哪里可以找到它们，这样就可以采取措施尽可能地避免它们：

- **PFAs：**这是一组被称为全氟和多氟烷基物质的有毒氟化物，自20世纪40年代以来一直存在。它们被用于许多行业，如个人护理、食品包装和纺织品。通常被称为"永久化学品"，因为它们不会随着时间的推移而分解，而是通过在体内积累而成为持久的问题。PFAs会损害免疫系统，并已被发现会降低破伤风和白喉等疫苗的有效性。[10]它们还与癌症、激素紊乱和低出生体重有关。[11]你可以在用来装快餐的涂层纸和纸板容器上发现PFAs，也可以在微波炉爆米花袋上发现。PFAs还存在于聚四氟乙烯（PTFE，特氟龙）以及平底锅和器皿上的其他不粘涂层。像Scotchgard、Stainmaster和Gore-Tex这样的流行品牌，以及标有防污或防水的衣服，通常也含有PFAs，而且它们经常出现在防污织物和地毯中。

由于PFAs无处不在，而且直到2006年才被美国环保署报告为有害物质，它们经常污染地下水供给。电影《黑水》生动讲述了西弗吉尼亚州的原告与杜邦化学公司之间的法律案件（他们非法倾倒其PTFE产品中的化学物质PFOA，最终毒害了整个社区及其牲畜）。自来水中也可能有PFAs，因为它们没有经过处理或筛选。[12] 真是糟糕。事实上，据估计99%的美国人血液中都有PFAs。虽然每个人都应该避免这些化学品，但那些有过度活跃型或虚弱型免疫类型的人应该特别注意。

- **扰乱内分泌的化学物质：**这是一大类无处不在的化学品，包括双酚A、邻苯二甲酸盐和对羟基苯甲酸酯。双酚A用于制造聚碳酸酯塑料，能增加塑料的硬度，多年来一直被用于食品容器、水瓶、运动器材和许多其他家用物品。它还被用于金属食品罐的内衬，以防止金属与食品发生反应。它曾被用在婴儿奶瓶中，直到被证明可以模仿雌性激素并干扰儿童性发育。然而，双酚A也会干扰成人的激素系统，而它并没有被禁止在所有塑料中使用。一些研究将双酚A与自身免疫性疾病的发展联系在一起，因为它能增加Th17细胞，所以对那些有误导型免疫类型的人来说，扔掉塑料制品是尤其重要的！[13]

另一方面，邻苯二甲酸盐使塑料更有灵活性，在乳液、洗发水、食品包装、药品、化妆品、静脉注射管和地板中都有。真的，它们无处不在。尿液中邻苯二甲酸盐含量增加的孩子更容易过敏和哮喘，家里有聚氯乙烯地板的孩子也是如此。[14] [15] 邻苯二甲酸盐会干扰细胞因子的信号传递以及抗体的产生，也就是会削弱我们抵抗感染的能力。[16] 如果这还不够，有证据表明，邻苯二甲酸盐可能会增加狼疮和其他自身免疫性疾病的风险。

对羟基苯甲酸酯是一种防腐剂，被广泛用于各种食品、化妆品和个人护理产品中，以阻止细菌和霉菌的生长。由于其模仿雌激素的能力，它们与乳腺癌的高发病率有关。[17] 对羟基苯甲酸酯的较高身体负担也会增加患食物过敏症、湿疹和哮喘的风险，所以过度活跃型免疫类型的人应该避免使用它们。[18]

- **有机磷酸酯类杀虫剂：** 有机磷酸盐是高毒性杀虫剂，也是最广泛用于农业、家庭花园和室内昆虫防治的杀虫剂。它们还存在于家具和服装的阻燃剂中。注意，尽管有几种杀虫剂因其毒性而被禁用，但仍有大约36种杀虫剂可在美国使用，并且最近的研究发现，水果和蔬菜上有13种杀虫剂的残留。[19] 接触杀虫剂会导致细菌对抗生素产生抗药性，产生所谓的超级细菌，很难杀死。[20] 众所周知，长期慢性接触杀虫剂会增加患癌症的风险，如肺癌、前列腺癌、淋巴瘤和白血病。[21] 杀虫剂还导致大脑等组织的氧化压力增加，从而加剧炎症。帕金森和接触杀虫剂之间的联系就源于此。[22] 杀虫剂对免疫系统的其他影响包括加速免疫细胞的死亡，比如B细胞和T细胞，NK细胞和巨噬细胞。[23]

- **重金属：** 我们都记得2014年密歇根州弗林特市发生的悲剧，当时高浓度的铅污染了水。事实上，我们都通过水源、土壤、家庭环境、汞合金牙齿，甚至吃的食物，少量接触了多种重金属。如果你住在油漆脱落的老房子里，或者非常喜欢吃寿司，你很可能会有铅和汞含量过高的风险。这可能会在一生中默默积累起来并导致疾病。例如，砷和铅都与免疫抑制、传染病增加和癌症风险增加有关。[24][25]汞可以通过与细胞结合，改变其结构，引发免疫耐受性的丧失，从而引发自身免疫性疾病。[26]我会告知误导型免疫类型的病人，要非常小心通过水和食物接触有毒金属。

- **甲醛：** 这是一种几乎随处可见的有毒物质。它存在于家具、强化地板和橱柜的刨花板中。它是一种挥发性的有机化合物，能从软垫家具、窗帘和许多家居用品（如胶水和油漆）中释放出来。如果你是过度活跃型免疫类型的人，避免甲醛就特别重要，因为它能通过触发免疫细胞趋向于Th2优势而引发哮喘、皮疹和过敏反应。[27]它也是众所周知的致癌物，这意味着它已被贴上"致癌"的标签。

　　如你所见，化学品基本上潜伏在家庭、美容用品、水、空气和清洁用品柜的每个角落里。但是不要灰心，不是一点办法都没有。通过关注上述5种主要的免疫破坏者，特别是直接导致你的免疫类型的化学物质，你可以更机智地减少与化学物质的接触。在一生中，每一点努力都能降低你身体中化学物质的总负担。这让我想到了……

支持天生的排毒系统

即使我们通过避免接触"五种臭名昭著的毒素"来使日常生活减少了一些毒性，但仍然在24小时不间断地为各种化学物质、药物、激素、毒素、食物和微生物排毒。我们的血液、脂肪和其他组织中的毒素越多，我们的炎症和氧化压力也就越多。因此，应该支持身体快速有效排毒的能力。现在，在你害怕我要求你做果汁排毒、咖啡灌肠或禁水之前，要知道支持身体天生的排毒途径是你每天都可以做的事情，根本不费力——完全不需要高强度的"排毒"。

那么，如何做到这一点？在肝脏中有两个解毒阶段，每个阶段都涉及大量由基因控制的酶通路。第一阶段，也叫细胞色素P450，可分解脂溶性毒素，并先在肝脏中产生更多不稳定的自由基。但在第二阶段，被称为"生物转化"的过程将第一阶段释放的毒素转化为水溶性的形式，这样它们就可以随着废物离开身体。胆囊中的胆汁和肠道中的微生物都有助于将这些毒素排出体外。因此，虽然市面上有各种可疑的"排毒"建议——柠檬卡宴排毒、绿汁排毒、苹果醋排毒和离子足浴，但你真正需要的是合适的维生素和矿物质，它们作为解毒酶的辅助因子，能让排毒顺利稳定地进行。

以下是一些已被证明可以提高第一阶段和第二阶段的酶的物质：[28]

- 姜黄素（来自姜黄根）
- 二吲哚基甲烷，来自十字花科蔬菜（卷心菜、花椰菜、球芽甘蓝、水芹和西蓝花）
- 槲皮素，来自苹果、洋葱、草莓、杏子和许多其他水果

- 表没食子儿茶素（EGCG），来自绿茶和红茶

- 白藜芦醇，来自葡萄和红葡萄酒

- 迷迭香

- 菊苣根和蒲公英

- 洛依柏丝（南非有机茶）和蜂蜜树茶

定期食用这些天然食物和成分的简单做法就意味着你一直在"排毒"。

虽然吃健康食物始终是加强自然排毒的最佳方式，但如果你有很高的毒素负担或有对排毒有负面影响的遗传问题（也称SNPS，即单核苷酸多态性），这些补充剂可能会有帮助：

- **NAC（N-乙酰半胱氨酸）：** 这种天然存在的含硫物质来自氨基酸半胱氨酸，是很好的自由基清除剂和抗氧化剂。它在肺部非常活跃，可以稀释肺部黏液，对某些肺部疾病也有帮助。研究还发现，它能增强免疫缺陷性疾病（如HIV）患者T细胞的生长和功能，还能提高NK细胞水平。[29] NAC天然存在于鸡肉、火鸡、酸奶、奶酪、鸡蛋、葵花子和豆类中。它可以补充身体所需的谷胱甘肽，这就不得不提到……

- **谷胱甘肽：** 通常被称为"抗氧化剂大师"，因为它在抗氧化保护方面具有强大的能力，能结合重金属和亲脂肪的毒素，提高体内其他抗氧化剂的水平，并防止细胞死亡。它是一种很臭的分子，由硫和其他三种氨基酸组成，在肝脏中不断产生。毒素含量高的人很快就会耗尽他们的谷胱甘肽，如果没

有得到补充，身体就会受到自由基的损害。由于谷胱甘肽存在于肺部，谷胱甘肽水平低与COVID-19的严重病例有关。[30]一些研究建议用谷胱甘肽及其前体NAC来治疗COVID-19。我建议不仅要确保你的毒性负荷最小化，还要确保你摄入的食物能使谷胱甘肽得到优化，如富含硫的蔬菜，如洋葱、大蒜和韭菜，以及十字花科蔬菜，如卷心菜、羽衣甘蓝、水芹和西蓝花。对那些乳制品不敏感的人来说，优质乳清蛋白也可以提高谷胱甘肽水平。

· **螯合剂：** 某些食物和营养素可以与有害免疫的危险重金属（如汞、镉和铅）结合或"螯合"。这些螯合剂可以抽出重金属并将它们运送到肾脏或肝脏，它们被倾倒在胆汁中，并随着肠道中的排泄物离开身体。促成这种情况的最好方法之一是每天摄入大量混合的可溶性和不可溶性膳食纤维。像柑橘果胶、菊粉、燕麦纤维、麦麸和车前草等物质，都可以通过在肠道中结合毒素来改善毒素的清除。[31]蓝绿藻中的小球藻已被发现可降低有毒的汞和铅的水平，一些研究也显示了活性炭和沸石黏土对结合毒素的有效性。[32] [33] [34]

毒素是不可能完全避免的，但使用上述的天然饮食干预措施，并加入一些支持肝脏的补充剂（我们接下来会了解），会对保护免疫系统有很大帮助，无论你的免疫类型如何。

你的排毒工具箱

残酷的事实是，对免疫系统有害的毒素就潜伏在我们的房子和公寓周围。尽管如此，但减少毒素接触并不需要你花数十万美元建造新的无化学品之家，并扔掉你现在所有的东西，也不需要你开始用苹果醋洗头或用甜菜汁做唇膏。就在十年前，无化学品意味着要对生活方式进行重大的调整和牺牲，这一切都使你处于常规社会的边缘。但是今天，有很多不含化学成分的美容、清洁和家居品牌，让你转为无毒的生活方式远比想象的要容易。

本章的工具箱涵盖了一些可以不需要大量金钱或时间就可以给环境排毒的简单措施。事实上，你可以在一个星期内完成这份清单。我保证你再也不想回到从前！

1. 过滤水

鉴于大多数市政供水没有也不可能对所有化学品进行检测，而且你也不能依靠环保局迅速解决水的毒性问题，我们中的许多人可能仅仅通过饮用自来水就经常摄入破坏免疫的化学品、人们冲进马桶的药物残留物、微生物或铅管中的铅。我的建议是把事情掌握在自己手中，对水进行过滤。但在你去买任何水过滤器之前，应该知道不是所有的过滤器都是一样的。事实上，碳过滤器——人气爆棚的碧然德净水系统——可以去除大多数重金属，但不能去除其他毒素。如果负担得起，我建议你投资购买更好的过滤器，如 Berkey 过滤器或 Aquasana 这样的水槽下反渗透过滤器，以去除大多数有毒物质。如果你有预算装全屋过滤器，那就去买吧，因为你会喝到纯净的水，也可以用它来洗澡。有4种不同价格的过滤器选项，从最经济的到最昂贵的：

- o ZeroWater：不到50美元的壶装水过滤器。

- o Berkey：200美元至300美元的台面系统。

- o Aquasana：200美元至300美元的水槽下水过滤系统。

- o Aquasana：大约700美元的全屋水过滤。

2. 开始培养园艺技能

谈到"空气污染"，许多人会立即联想到工厂排出的灰色烟雾或交通堵塞时产生的汽车尾气。但你是否知道室内空气质量往往比室外空气差很多吗？因为现代住宅都是密封的，空气流量较少，这使空气中的毒素留在室内。刚了解到这一点可能会令人沮丧，但它也提供了减少你在家中接触到毒素的机会。信不信由你，放置一些廉价的植物可以很大程度上改善空气质量。而且，室内植物正在成为一种趋势。1989年，美国宇航局发表了一项关于植物去除空气中的苯、甲醛、三氯乙烯、氨和甲苯的能力的研究（和平百合、菊花、玉米秆植物和棕榈树的得分最高）。净化空气的另一种方法是在卧室和你停留最多时间的房间里使用HEPA空气净化器。这些过滤器可以捕获低至0.03微米的颗粒，并去除花粉、动物皮屑、霉菌孢子和可能引发过敏性和刺激性反应的灰尘。一些值得关注的HEPA空气过滤器的品牌有Coway、Blueair、Austin Air和Molekule。一些型号还可以过滤掉挥发性有机化合物，它们来自家庭用品如油漆、空气清新剂、家具、地板和清洁剂等物品的气体。这些是已知的刺激物，其中一些（如甲醛）与癌症有关。并非所有的空气净化器都能去除这些化学品，所以请阅读详细说明。专家提示：请确保选择能处理你所使用的面积的空气净化器，否则它就会失效。

3. 改造美容程序

听起来有些消极，但当涉及化妆品和个人护理产品中的化学品时，我们基本上是任人宰割。化妆品公司可以在产品中使用几乎所有原料，而不需要任何安全测试或批准。由于男性和女性都将大量美容产品涂在皮肤上，而皮肤是身体吸收力最强的部分，因此我们通过这种方式接触了大量化学品。想想吧：保湿霜、洗发水、护发素、香水、除臭剂和化妆品都是我们几乎每天都在使用的东西。总而言之，女性每天使用12种含有168种化学品的个人护理产品，男性使用大约6种含有85种不同化学品的产品。虽然不是所有的化学品都有问题，但许多是激素干扰物或过敏原，或对免疫系统有负面影响。最糟糕的是，尽管它们可能对你的身体造成损害，但它们是完全合法的！

我已经介绍过个人护理中一些常用的化学品——对羟基苯甲酸酯、邻苯二甲酸酯和甲醛衍生物。研究表明，许多化学品都可以削弱巨噬细胞、中性粒细胞和NK细胞的免疫活动，干扰用于对抗感染的细胞因子的产生。这可能会导致过敏、炎症和自身免疫问题的增加。正如我之前所说，改变你的美容程序并不像你想象的那么难。"绿色美容"行业已经有了爆炸性增长，可以满足不同的价位需求。去美国环境工作组的 Skin Deep 数据库查找你目前使用的产品是个不错的选择。这个数据库根据产品的安全程度从1到10进行排名，这样，你就可以了解自己的起点。然后利用该数据库找到更健康的替代品，或做一些线上研究。如今，简单搜索"洁净美容品牌"，就会出现数百个结果！许多大型商店也有洁净美容产品的专区，例如，丝芙兰在符合其安全标准的产品上标有"Clean at Sephora"的印章，塔吉特也有很好的无毒、素食和无公害的选项，所以你不必花一大笔钱。现在有很多安全且质量不错的产品，选择很多。我喜欢的一些品牌有：

- o ILIA 的化妆品和护肤品
- o SheaMoisture 的头发护理、皮肤护理、身体护理产品
- o Burt's Bees 的皮肤护理和身体护理产品
- o Olaplex 的头发护理产品
- o Briogeo 的头发护理产品
- o Beautycounter 的化妆品
- o Vapour 的化妆品
- o Drunk Elephant 的护肤品
- o Native 的除臭剂
- o Honest beauty 的化妆品和护肤品
- o Olive and June 的指甲油
- o Weleda 的护肤品
- o Ursa Major 的护肤品

感谢这些出色的品牌，以及其他品牌，不使用化学品并不意味着美容程序的降级或钱包大失血！在结束这部分之前，有一点需要注意：许多美容和清洁品牌（我们将在下一节中了解）宣传自己是"洁净""绿色"或"天然"的，但实际上含有相当份额的有害化学物质。不幸的是，由于对这些化学品的监管不力，这样的公司可以欺骗我们而不受惩罚！记住始终要在成分表上查找实际成分，或在美国环境工作组的 Skin Deep 数据库中查找产品。

4. 清理你的清洁产品

除了个人护理产品之外，厨房水槽下还存在破坏免疫力的化学品武器库。每次打扫卫生时，我们吸入和接触的物质都会加重身体的总

负担。你会问，这是些什么物质呢？首先，家庭环境中的灰尘也会随着时间的推移带来巨大的化学品暴露，因为灰尘已被证明含有邻苯二甲酸盐、阻燃剂和其他会被我们吸入的化学品。因此，我建议不使用扫帚，而是使用HEPA吸尘器、湿布和拖把或超细纤维布来清除表面的灰尘并防止其再循环。此外，进屋时脱掉鞋子，这虽然也很有禅意，但更重要的是会减少草坪化学品、污垢和其他毒素。接下来，清理扫帚柜中任何含氯漂白剂、氨水、合成香料和染料的产品，以及任何抗菌清洁剂。

对抗菌肥皂说"不！"

这可能看起来很奇怪，特别是考虑到COVID-19大流行，我却建议你避免使用抗菌清洁剂。毕竟，洗手的目标不就是要杀死细菌吗？是的！但是，多项研究表明，普通肥皂和温水与抗菌清洁剂一样有效。抗菌清洁剂通常含有三氯生，它已被环境、学术和监管团体（包括美国食品与药品监督管理局）标记为激素干扰物，可能对人类健康有害。那么，手部消毒液呢？说到手部消毒液，我建议只在没有普通肥皂和水的情况下才使用它。大多数病毒和细菌会被乙醇和异丙醇手部消毒液杀死，但它会让你的皮肤非常干燥和脱水。

我最喜欢的清洁剂品牌包括：

o   Seventh Generation

o   ECOS

o   The Honest Company

o   Mrs. Meyer's Clean Day 清洁产品

o   Method 清洁产品

o   Grove Collaborative

注意寻找安全清洁产品的标签，如"MADE SAFE"和环保局的"Safer Choice"。美国环境工作组在《健康清洁指南》中也列出了安全清洁产品清单。

最重要的是，我们生活在有毒的世界里，免疫系统每天都被我们吸入、吞咽和接触的大量化学物质损害。大量数据显示，我们接触的这些毒素会加剧炎症，引发过敏和自身免疫性疾病，并削弱免疫力，导致癌症和免疫力下降。恢复免疫力的第一步是使用上述步骤减少接触。好的方面是，减少与有毒物质的接触并不像听起来那么困难！我建议用一个周末的时间打造低毒素的家。通过清除家里的有害化学品，并用安全和促进健康的产品取代它们，来犒劳你的免疫系统。当你这样做时，给自己订购新的净水器和空气净化器吧！你未来的健康会感谢你。

9

营养——喂养免疫系统

如果说我从多年的营养学研究中学到了一件事，那就是食物不仅仅是我们身体的燃料，也是信息。无论我们拿起胡萝卜、苹果、鸡翅，还是巧克力蛋糕，都是在向细胞发送信号，它们必须解读和适应。这不仅适用于脂肪细胞和肌肉细胞，也适用于免疫系统中的细胞，这影响了免疫系统在对抗感染和抵御疾病方面的方式。

大多数人并没有真正考虑到我们在进食时向免疫系统发出的信息。诚然，大多数以食物为中心的健康和保健书籍都集中在讨论特定饮食的利弊上，如低碳水化合物、低脂肪、纯素食主义、旧石器饮食，或其他以减肥为主要目标的饮食方式。即使是那些专注于扭转特定健康问题的书，也倾向于认同单一的饮食方法，没有太多的灵活性或个性化的空间。本书不会这样。因为只要你给免疫系统提供多样化的健康饮食，里面包含所有你需要的宏量营养素和微量营养素，你就会感觉良好。

全世界有很多饮食习惯大相径庭的人，但他们的免疫力都很好。因此，本章将重点讨论最能支持免疫系统的食物和最能破坏它的食物，而不是让你迷失在是否应该吃或避免红肉、凝集素、麸质、谷物、碳水化合物或饱和脂肪的细枝末节中——这个清单可以一直延续下去。毕竟，有些食物普遍不利于免疫健康——咳咳，糖和氢化油，还有一些食物普遍有益。事实上，你可能听说过一些著名的提高免疫力的营养物质，如维生素C、锌和姜黄。在这一章中，我将深入讲述这些大受欢迎的补充剂的科学原理，并告诉你我认为它们是否值得大肆宣传。最后，我们将研究一些可以在免疫方面给你带来帮助的饮食模式，如可以增加自噬和增强免疫细胞健康的间歇性禁食。在本章结束时，你将成为改善免疫健康的饮食专家，并且能够避开无休止的营养争论。

糖——免疫系统的头号敌人

当第一波COVID-19在2020年春天袭击美国时，很明显，大多数死亡、使用呼吸机，或者进入细胞因子风暴的病人是有几种潜在健康问题的。其中包括代谢疾病，如肥胖症和糖尿病。正如我在本书前面所说，过去的几年里，肥胖症和糖尿病在美国一直猛增。就糖尿病而言，许多人都不知道自己已经患病。但是，在大流行开始时让许多人困惑的真正问题是：为什么糖尿病会使人更难对付呼吸道病毒？首先，我们知道SARS-CoV-2病毒实际上能在短期内使血糖控制恶化。它通过与产生胰岛素的胰腺 β 细胞上的ACE2受体结合来破坏血糖控制，并有可能使糖尿病患者进入非常危险的血糖状态。[1]此外，患有糖尿病本身意味着你处于慢性低度炎症状态，这使身体的先天免疫系统负担过重，当病原体进入身体时，反应速度会更慢。因此，当COVID-19不可避免地使先天免疫系统细胞过度疲劳时，适应性免疫反应的T细胞孤注一掷地通过产出IL-6、IFN-γ和TNF-α等炎症细胞因子来保护身体。这通常是COVID-19引起压倒性败血症、呼吸困难、凝血，乃至死亡的原因。

你可能想问我为什么要告诉你这些。好吧，这是我不太秘密的计划的一部分，我想说服你，饮食对免疫系统真的很重要。而在营养方面，没有任何成分比糖更不利于免疫健康。当你有高血糖时——这是由许多因素造成的，但最大因素是在饮食中摄入了太多的糖——就会诱发胰岛素抵抗和肥胖的恶性循环，促使炎症细胞因子上升，破坏血管，并激活免疫系统来修复这些区域。这给免疫系统造成了很大的干扰，也就为危险的细菌和病毒——如COVID-19——逃过身体的防御系统铺平了道路。

这似乎非常糟糕，特别是如果你已经被诊断出糖尿病前期或糖尿病。但事实并非如此。为什么？因为2型糖尿病不一定是永久性的。从饮食中消除多余的糖，不仅可以结束这种恶性循环，还可能完全扭转它。通过减少糖的摄入来获得更健康的新陈代谢，这是改善免疫系统的最有效方法之一，无论你的主要甚至次要免疫类型如何。你可能会想："我不是真正的甜食主义者，我不需要担心这个！"但即使你不常吃甜甜圈、糖果、苏打饮料、蛋糕或饼干，仅仅吃很多简单的碳水化合物，如面包、意大利面、米饭、土豆、燕麦片，甚至某些水果和果汁，都可能在不知不觉中悄悄推高你的血糖值。糖无处不在——它存在于番茄酱、沙拉酱、咖啡饮料以及果汁、酸奶、麦片和蛋白棒中。它甚至存在于补充剂中——查看一下你的维生素软糖吧！我非常重视预防保健，特别是当涉及像糖尿病这样的隐性疾病时，我建议你在营养旅程中采取的第一步——无论年龄多大——都是要求医生给你进行空腹血红蛋白A1c和空腹胰岛素测试，即使你的空腹血糖是正常的。血红蛋白A1c测量的是你前三个月的平均血糖，所以即使你在看医生的那天血糖是正常的，但实际情况可能不是这样。现在甚至有居家测试，所以你可以自己测试！

一旦你了解了自己在血糖谱所处的位置，就可以采取下面的步骤来变得更健康。好消息是，通过遵循我在第5、6、7章中的建议，你已经朝着更健康的血糖迈出了一大步。为什么？因为研究表明，仅仅一个夜晚睡眠不好就会对血糖水平产生负面影响，你的压力激素皮质醇会导致血糖在短期和长期内都飙升，不健康的肠道细菌会导致你想吃糖（这是真的，不信可以查一下），而缺乏运动是导致糖尿病的最大因素之一。[2]在这些方面采取健康措施将有助于保护你的血糖健康，但本章是关于营养的，所以现在分享我的血糖健康迷你工具包：

- **记住糖是会上瘾的：**你是否曾听过有人说糖和可卡因一样会上瘾，并认为他们在夸大其词？他们并没有。糖会激活我们的阿片受体，与世界上最容易上瘾和破坏生命的药物在大脑中作用的位置相同。更糟糕的是，糖就在我们身边，而且完全合法，不受管制。戒除糖不是一件容易的事！重要的是，在你开始时要记住这一点，这样就不会有挫败感。我的建议是，从一点一点地消除糖类开始，以确保成功。冷处理是很难的，因为戒糖会在大脑中引起戒断反应，引发渴望、烦躁和疲倦。此外，如果你习惯于在下午喝含糖饮料或吃饼干，甚至早上只吃果味酸奶和燕麦片，你的血糖会在最初的几天甚至几周经历一些起伏，然后你才会感觉良好。但是要坚持下去。这是非常值得的，因为除了帮助免疫健康外，能量水平也会稳定下来，你的皮肤会变得更干净，而且体重会减轻！通过每隔几天小幅减少糖分并庆祝胜利，慢慢开始执行以下准则。

- **减少明显的糖：** 包括糖果、苏打汽水、蛋糕，是的，还有我们许多人非常喜欢的糖果炸弹星巴克饮料。这些食物不提供任何营养价值，并含有大量的糖。相反，选择黑巧克力、浆果或其他低糖食物，这样你就不必完全取消甜点或甜食。你不必永远不吃所有含糖的食物。偶尔吃甜点是可以的！但是在开始的时候，重要的是要达到血糖稳定和健康的状态，所以要把这些食物踢到一边。

- **检查每个标签：** 一旦你在生活中减少了明显的糖分来源，就应该检查你食物柜里每件物品添加糖的量。在前面提到糖无处不在时，我并没有夸大其词。检查所有的东西，即使是那些被宣传为"低糖"或"健康"的食物。美国人平均每天摄入约17茶匙添加糖，也就是71克的添加糖，但美国心脏协会建议女性每天摄入的添加糖不超过6茶匙，或25克，男性不超过9茶匙，或36克。[3]对大多数人来说，这是个很好的起点，但如果可以的话，我建议目标应该更低。请记住，我们仍然可以从水果、蔬菜和谷物中获得天然糖，所以我们肯定不会缺糖。添加糖有很多名字，如蔗糖、高果糖玉米糖浆、糖蜜、大麦芽、龙舌兰、枫糖浆、焦糖和蜂蜜等。

- **多吃膳食纤维：** 如果说糖是毒药，那么膳食纤维就是解药。膳食纤维不仅使消化系统保持正常，还有助于减缓糖在血液中的吸收，从而保护你免受血糖飙升的影响。缺乏膳食纤维是苏打饮料、果汁和含糖咖啡饮料对健康如此有害的另一个原因——它们含有大量的糖，而没有新鲜的全植物性食物所具有的保护血糖的膳食纤维。最好的膳食纤维来源是蔬菜、水果、全谷物、豆类（不是面粉），以及坚果和种子。可溶性膳食纤维（可溶解在结肠中）和不可溶性膳食纤维都是维持血糖在健康范围和保证我们肠道微生物存活所必不可少的。我最喜欢的高膳食纤维食物是黑豆、扁豆、钢切燕麦、鳄梨、荞麦、球芽甘蓝、梨、覆盆子、大麦和亚麻籽。如果你觉得从饮食中无法获得足够的膳食纤维，可以尝试在汤和沙拉以及冰沙中添加整个洋车前子壳、大麻籽或奇亚籽。

- **营养高于卡路里：** 帮助自己摆脱血糖过山车的一个方法是集中精力在饮食中增加更多包含大量蛋白质和健康脂肪的营养丰富的食物，而不是过多地担心卡路里。你不需要少吃碳水化合物，只要选择"正确的"碳水化合物——事实上，以蔬菜、豆类、整个水果、坚果和种子的形式摄入碳水化合物是抑制饥饿感的好方法，同时也提供富含矿物质和维生素的食物，防止你想吃下午的小蛋糕或深夜的冰激凌。用MyFitnessPal 或 Cronometer 等免费应用程序跟踪你的食物摄入大约5天。不用评判，只是如实记录，以了解你现在的情况。看看你实际摄入了多少添加糖、膳食纤维和其他营养物质。试试吧！这是我让我的所有病人都要做的。这会让你大开眼界，并真正看到你的起点在哪里。

所以，现在你理解了糖是如何造成代谢紊乱、血糖失衡和免疫系统功能失调的，让我们转到更积极的话题，谈谈大自然提供的、真正支持免疫健康的神奇成分。

多酚的力量

你可能听说过"彩虹饮食法"，指的是以颜色鲜艳的水果和蔬菜为主的饮食。但你知道这究竟是为什么吗？因为这些五颜六色的食物富含多酚，这些化学物质在水果和蔬菜中产生了美丽的色素。这些令人难以置信的植物化学物质是由植物产生的，以抵御外部压力，如辐射、细菌、病毒和寄生虫。令人惊讶的是，当我们吃它们时，我们也收获了这些好处。任何能给我们抵御外部威胁提供额外保护的东西都对免疫力有好处。因此，为避免在健康领域无休止地争论营养问题，我将专注于对我们所有人和免疫力有益的东西：大量的多酚类物质。

多酚的主要好处之一是它们作为抗氧化剂，可以减少体内的自由基，防止氧化压力和细胞损伤。即使你尽你所能去过健康的生活，我们每天还是要面对来自周围环境的自由基暴露。自由基损害来自毒素、慢性压力、紫外线、酒精和烟草等物质，以及空气、水和食物中的化学物质。当自身细胞从吃的食物中创造能量时，我们甚至产生自由基作为副产品。自由基通过激起免疫炎症反应对身体组织造成损害。正因如此，我们要源源不断的自由基清除剂，幸运的是，我们可以从食物中的抗氧化剂中获得它。

我们吃的食物中有许多的多酚类物质，但我建议把重点放在几种，因为它们在提升免疫平衡方面具有多种能力。我将在第10章中更深入地讨论其中的一些，届时我将介绍针对不同免疫类型的补充剂。最强大的多酚之一是EGCG，大量存在于绿茶中。它可以改善微生物群的平衡，帮助减少紫外线对皮肤的自由基伤害，并减少白内障和青光眼。[4][5]研究还表明，它可以调节Th1和Th17细胞的产生，减少自身免疫的风险。[6]因此，抹茶对误导型免疫类型是非常好的。白藜芦醇这种多酚因能使红葡萄酒成为"健康食品"而闻名，天然存在于浆果和葡萄中。最近的研究表明，白藜芦醇通过诱导肠道微生物群的变化，有助于肥胖和血糖调节。[7]它还与延长寿命和减少慢性炎症有关。另一个重磅炸弹是槲皮素。槲皮素在水果和蔬菜中含量丰富，但特别是在洋葱和苹果中。（所以有种说法是"一天一苹果，医生远离我"。）槲皮素还有助于通过改善肠道中的微生物多样性来保持肠道健康，减少炎症，并改善过敏症状。[8][9]

第10章中会有更多关于补充剂的内容，但现在要知道的是无论你的免疫类型如何，我可以给你的最好的免疫支持性营养建议是吃富含多酚的食物。在互联网上快速搜索一下，就能得到一份长长的、富含多酚的食物的清单，可以将其纳入你的饮食中，但这里是我的前十名：

（1）浆果，如蓝莓、草莓、黑莓、覆盆子

（2）洋蓟、菠菜、菊苣和红洋葱

（3）红葡萄和绿葡萄

（4）橄榄和橄榄油

（5）咖啡、红茶和绿茶

（6）榛子、山核桃和杏仁

（7）苹果、黑醋栗和樱桃

（8）亚麻籽，新鲜研磨的

（9）至少含75%可可的黑巧克力

（10）香料，如丁香、薄荷、八角

所有这些食物都很容易进入你的日常饮食，并包含很多抗氧化剂，帮助你平衡免疫系统，减少自由基的损害和炎症。如果你想看看你最喜欢的食物含有多少多酚，请查看多酚探索者数据库（phenol-explorer.eu/foods）。

减少糖和增加多酚类物质的摄入量是对免疫有益的营养方案的基础，但在写这一章时不可能不提到著名的免疫保护营养素，如维生素C、维生素D和锌。我们都听说过——它们在药店、健康食品店和互联网的每个角落都被吹捧为免疫救星。但是，所有的炒作是否有道理呢？请继续阅读，找出答案。

免疫系统超级明星——维生素和矿物质

一旦用富含色素的多酚类食物覆盖了你的基础需求，你就可以从增加充满免疫特殊营养素的食物的摄入量中获益，特别是如果你正在应对急性感染或只是试图不生病。在某些情况下，以补充剂的形式摄入更大剂量的这些营养物质也能真正改善免疫健康。在讨论具体问题之前，我要说的是，当涉及补充剂时要谨慎行事，这一点很重要，特别是被大量推销和目前流行的补充剂所影响。这并不是说补充剂没有帮助——我一直建议病人服用补充剂——但补充剂不能取代健康的、营养丰富的饮食。

你跟踪自己几天的营养摄入量就可以发现自己是否真的每天都能获得足够的必需维生素和矿物质，如锌或维生素C。如果没有得到足够的营养，你可以按照我推荐的剂量进行补充。更好的是，你可以与综合或功能医学医师合作，建立量身定做的补充疗程，这将给你带来很多好处。很多时候，当你只是服用"别人都在服用的东西"时，可能只是在服用低质量的补充剂，使用错误的剂量，或错误的营养形式，而得不到你想要的好处。我经常看到这种情况发生，这给补充剂带来了不好的声誉。因此，在你掏空银行账户购买社交媒体上推送的所有免疫补充剂，并在几个月后，在你的药柜里出现一个"补充剂墓地"之前，请阅读有关营养物质的资料，并决定你是否真的需要它。补充剂是个不规范的行业，最高质量的产品使用最好的原材料，采用第三方监督，真正包含所声称的成分，往往也更昂贵。我最喜欢的消费者资源之一是 ConsumerLab.com（https://www.consumerlab.com），它独立测试了许多补充剂的纯度和效力。

现在，这些说清楚了，让我们开始讲免疫系统的超级明星吧。这些是所有免疫类型的人都应该在饮食中最大化的营养物质。让我们从其中最著名的维生素C开始。

维生素C（抗坏血酸）

几乎每个人都知道维生素C对免疫系统很重要，而且你很可能被告知在感到疲惫、旅行或感冒时要服用它。诚然，维生素C对强大的先天性和适应性免疫系统是不可或缺的。它在中性粒细胞中积累，不仅使它们成为强大的微生物杀手，而且还有助于防止事后细胞清理混乱时的慢性炎症。维生素C还能改善皮肤的完整性，这是强大的感染屏障，通过吸收自由基来防止阳光伤害，改善伤口愈合，并促进胶原蛋白的产生。（这就是你现在在这么多面部精华液中能看到它的原因。）

我们不能自己制造维生素C，也不能把它储存在体内，所以需要不断地从食物中获取它。尽管我们不像在过去坏血病很常见时那样看到许多明显的维生素C缺乏症病例，但我们确实能看到，特别是在吸烟者和经常饮酒的人身上，维生素C缺乏的后果很多，它与心脏病、糖尿病、癌症和败血症的高风险有关。[10]静脉输入维生素C甚至已经出现在世界各地的COVID-19治疗方案中。这是因为它可以减轻COVID-19晚期可能出现的细胞因子风暴，这种风暴常常导致器官衰竭、凝血和死亡。[11]一项对患有COVID-19的ICU病人维生素C水平的综合分析显示，大剂量维生素C可以减少患者8%的呼吸机使用时间和住院时间，而且大规模的试验正在进行中，以了解更多情况。[12]多项研究表明，低维生素C水平与老年人感冒和流感的发病率增加有关。维生素C似乎还能缩短感冒的持续时间，并减轻呼吸道感染所带来的胸痛、寒战和发烧。[13]此外，维生素C很便宜，几乎没有副作用，除了在服用过多时有点腹泻，所以真的是一举两得。

然而，在你购买补充剂之前，请记住覆盖营养基础的最佳方式是通过真正的、天然的食物。最该添加到饮食中的富含维生素C的食物是：

- 红辣椒和绿辣椒

- 针叶樱桃

- 橙子

- 柠檬

- 番石榴

- 黑醋栗

- 西柚

- 猕猴桃

- 草莓

- 西蓝花

- 羽衣甘蓝

- 球芽甘蓝

总的来说，维生素C因有益免疫健康而闻名是有原因的。它非常重要，可以缩短感染的持续时间，并帮助身体从免疫反应引起的炎症中恢复。正因如此，我经常向病人推荐维生素C补充剂，特别是那些有虚弱型或闷烧型免疫类型的病人。开始时的推荐剂量是500毫克，每天两次，以达到最大的吸收效果。

维生素E

这种脂溶性维生素实际上是一组被称为生育酚和生育三烯酚的大约8种不同物质，这些物质天然存在于坚果、种子及其产生的油脂等食物中。因为我们在脂肪和细胞膜中储存了维生素E，所以不必像获取维生素C那样每天都获取它。但仍然需要定期服用，因为它在保护细胞免受自由基损害方面发挥着最重要的作用。事实上，心脏病的最大诱因之一是自由基破坏的胆固醇，又称氧化的低密度脂蛋白——维生素E可以防止这种物质产生。维生素E还有抗癌特性，并可能防止白内障和阿尔茨海默病。[14]维生素E缺乏的母亲的孩子更可能患哮喘，并且对患哮喘儿童的研究表明，他们比非哮喘儿童更有可能缺乏维生素E。[15]维生素E对短期急性上呼吸道疾病也有帮助。例如，养老院的老人每天服用200毫克维生素E，一年后，感冒次数会减少，这可能是因为维生素E可以增加对抗感染的Th1细胞因子，如IFN-γ，而IFN-γ会随着年龄的增长而减少。[16]维生素E的良好来源包括：

· 葵花子

· 小麦胚芽油

· 杏仁

· 榛子

· 花生

· 鳄梨

· 鳟鱼

· 鲑鱼

· 菠菜

· 瑞士甜菜

　　显然，维生素E有很多好处，我经常向病人推荐它，特别是如果他们有心血管相关的慢性疾病，或超过50岁并有虚弱型免疫类型。坚持每天服用含有200至400国际单位的混合生育酚补充剂，并记得与含脂肪的膳食一起服用，以便更好地吸收。

类胡萝卜素和维生素A

类胡萝卜素是植物化学物质，是有效的抗炎剂和抗氧化剂。一些最常见的类胡萝卜素来自五颜六色的蔬菜和水果，如番茄中的番茄红素，以及深色绿叶蔬菜中的叶黄素和玉米黄素。然而，类胡萝卜素β胡萝卜素是维生素A（也被称为视黄醇或视黄酸）的前体，也是它使胡萝卜变成橙色，使南瓜变成黄色。β胡萝卜素在肠道中转化为维生素A，是免疫系统的动力源。事实上，生物化学家布鲁斯·艾姆斯博士将类胡萝卜素列入他的长寿维生素清单，因为它们能优化健康。研究表明，饮食中类胡萝卜素的低水平与多种疾病有关，包括多种癌症、黄斑变性、代谢疾病和心血管疾病，以及炎症和免疫功能失调。[17]

β胡萝卜素和维生素A都是维持健康的视力和保持皮肤屏障的完整和功能正常的关键。事实上，最畅销的抗皱霜Retin-A基本上是维生素A的衍生物。维持强大的皮肤屏障、消化道、鼻窦和肺部的能力有助于构筑第一道免疫防线。[18]维生素A还能促进B细胞产生抗体，降低哮喘病人肺部的炎症。[19]它是改善自身免疫力的关键因素，因为它能增加平复性的调节性T细胞，而调节性T细胞会抑制造成大多数自身免疫性疾病的Th17细胞。[20]维生素A还在肠道内发挥作用，促进对食物的耐受性，从而减少食物过敏。[21]所以基本上，它是一种万能营养素。你可以在食物中找到天然的维生素A和类胡萝卜素，例如：

- 胡萝卜

- 西葫芦

- 西红柿

- 芦笋

- 牛肝

- 甜菜

- 芥末和羽衣甘蓝

- 葡萄柚

- 芒果

- 西瓜

- 蛋黄

- 火鸡

    正如你可能猜到的，维生素 A 是四种免疫类型的关键营养素。它已被证明可以帮助抵御感染，预防慢性疾病，减少慢性炎症，甚至平息过度活跃或混乱的免疫系统。好消息是，尽管上面只列举了几种，但胡萝卜素几乎存在于每一种植物性食物中。因此，用五颜六色的水果和蔬菜装满你的盘子，以获得每日所需的维生素 A 吧。

    有一点需要注意：由于遗传变异，多达45%的人不容易将 β 胡萝卜素转化为维生素 A，我就是这种情况。[22] 你可以通过基因测试或直接测试维生素 A 水平来发现这一点。预先形成的维生素 A 只来自动物性食物，如肝脏、鸡蛋、鸡肉和牛肉。也可以通过补充鱼肝油来获得它。如果你是纯素食主义者，可能有点难办，补充合成维生素 A 可能是你最好的选择。我将在第 10 章中更多地谈及对维生素 A 的具体需求，不过应该把每天补充的维生素A限制在10000国际单位或以下，并与食物一起服用。

维生素D

虽然严格来讲，维生素D不是抗氧化剂，但可以说是目前最重要的免疫调节营养物质。我们称它为维生素，但它实际上是激素，其结构与胆固醇和性激素相似。尽管我们可以通过阳光照射在体内产生维生素D，但2020年的数据显示，35%的美国成年人和60%的美国老年人缺乏维生素D。[23] 如果你肥胖、吸烟或住在养老院，这种风险会增加。维生素D对免疫系统的好处是广泛的，而疯狂的是，大多数初级医生很少检查它。事实上，这甚至不是推荐的筛查项目，尽管一些大规模的研究表明，充足的维生素D水平会降低你死于多种疾病的风险。[24] 同样重要的是，要知道大多数商业实验室使用的范围是如此之广，以至于你可能会被告知你的维生素D水平"正常"，即使它们勉强够用。在我的实践中，我认为"最佳"的维生素D水平在50~80纳克/毫升之间，但任何超过30纳克/毫升的水平在传统医学中都被认为是"正常"的。好在医学界似乎终于意识到了维生素D的重要性。维生素D是一种真正的免疫调节剂。事实上，你所有的免疫细胞都有维生素D的受体，所以无论免疫类型如何，它都可以加强、平复和平衡免疫系统。以下是这种不可思议的激素的一些好处：

- 维生素D能平衡Th1和Th2细胞，而且像维生素A一样，它能诱导更多的调节性T细胞，并降低Th17细胞数，直接抑制了自身免疫。[25][26] 长期以来，低维生素D与自身免疫性疾病的高发有关，特别是多发性硬化症，这种病在纬度较高、阳光较少的地区发病率也较高。[27]

· 维生素D使先天免疫系统在杀死细菌和病毒方面更加活跃和有效。事实上，研究表明维生素D可以降低上呼吸道感染的频率和严重程度。[28]过去肺结核还无法治愈，病人会被送到疗养院，坐在外面晒太阳，他们可能会由于维生素D水平的提高而受益。

· 最近的研究表明，COVID-19患者如果缺乏维生素D，会有更糟的后果，包括细胞因子风暴。研究人员正在倡导将维生素D纳入治疗方案，以预防和治疗严重的COVID-19。

要记住的是，维生素D尤其值得关注——它确实得到了很多的关注！不幸的是，获得足够的维生素D并不像吃彩色水果和蔬菜那样容易。维生素D并不存在于那么多常见的食物中。它自然存在于金枪鱼、鲭鱼和鲑鱼等脂肪含量高的鱼类中，一些乳制品和豆奶中也含有维生素D。获得维生素D的最好方法是每天至少20分钟的阳光直射。不幸的是，如果你像我一样——不喜欢寒冷的北方人，那这在冬季是不可能的。正因如此，我建议几乎每个人都要在冬季补充维生素D，并且每年测试你的维生素D水平，看看它们处在什么水平。建议的剂量取决于你的水平，但从2000国际单位开始，与食物一起服用，是安全的起点，然后可以根据需要逐步增加。

硒

硒是相对不为人知的矿物质，却是强大的抗氧化剂。它通过成为自由基清除剂来阻止炎症，并能加强抗体免疫防御，以及对病毒和肿瘤的免疫反应。优化硒的水平可以降低患多种癌症的风险，如前列腺癌和结肠直肠癌。[29]它也有助于转化自身免疫性疾病，并能降低桥本氏甲状腺炎的抗甲状腺抗体。[30]硒是抗衰老的矿物质，似乎可以延缓随着年龄增长而出现的免疫衰老。[31]

那么，在哪里可以找到这种神奇的抗氧化剂呢？食物中含硒量最高的是巴西坚果——令人惊讶的是，每天只需吃两颗巴西坚果就能补充你所需的所有硒！其他来源是海鲜、内脏和一些谷物。食物中的硒含量差别很大，因为它完全取决于土壤中的硒含量，这意味着你可能需要补充。如果你吃严格的素食，也不喜欢巴西坚果，我会建议每天补充约200微克的硒。硒没有得到像维生素D或维生素C那样的关注，但它仍然是健康免疫系统拼图的关键部分。

锌

如果你在当地药店寻找过一些帮助缓解感冒和流感症状的产品，可能会看到许多含有锌的产品。为什么呢？因为锌对免疫系统有深远的积极影响。锌是人体中仅次于铁的第二大微量矿物质，但根据世界卫生组织指出，世界上至少有三分之一的人缺锌。[32]锌是一种重要的微量营养素，因为它可以调节先天性和适应性免疫系统的发育。[33]例如，如果没有足够的锌，T细胞和B细胞就不能很好地生长，NK细胞和巨噬细胞的杀伤力就会大大降低，细胞因子的产生也会迟缓。锌还能保护细胞膜免受自由基的攻击，因此它能对抗日常生活中的炎症，并在受到病原体攻击后帮助进行清理。

根据13项研究数据，建议在出现普通感冒症状的最初阶段补充锌，以缩短感冒的持续时间。[34] 除了缓解普通感冒，锌还被发现对 HIV 有帮助，在一项研究中，在补充了 18 个月的锌后，HIV 引起的免疫衰竭下降至原来的五分之一。许多医学专家建议在抗击 SARS-CoV-2 时补充锌。对有肥胖、肾病和高血压等危险因素的人以及免疫系统正在减弱的老年人来说，锌在抵御病毒方面尤其重要。

如何增加锌的摄入量呢？含锌量最高的食物恰好是我最喜欢的食物之一——牡蛎！牡蛎的锌含量是其他食物的 10 倍以上。然而，如果你不喜欢这些黏糊糊的东西，其他选择是牛肉、螃蟹和龙虾，以及南瓜子、鹰嘴豆和腰果等植物来源。应该注意的是，纯素食和蛋奶素食者饮食中的锌含量可能很低，除非特别添加了富含锌的食物。出于这个原因，我建议每天补充 15 毫克到 30 毫克的锌，特别是如果你有任何免疫功能障碍、有潜在的疾病、是老年人，或有百分之百的植物性饮食。我在秋季和冬季补充锌，以达到抗病毒和增强免疫力的作用。好消息是，除了可能出现的短期副作用，如口中的金属味和恶心，锌补充剂对所有免疫类型的人都是安全和有益的。

免疫健康的超级食品

似乎每隔几周，网上就会有文章宣称有新的提高免疫力的超级食品出现。好吧，我在这里告诉你，任何富含维生素和矿物质的营养密集型食物都是免疫超级食品。也就是说，有些食物因为它们的好处似乎在其他食物中脱颖而出，我在这里介绍一下。

找到你爱的真菌

几千年来，蘑菇一直是传统中药的主要成分，原因很多，主要原因是其具有免疫平衡能力。现在我们有了现代科学来解释这些神奇真菌的作用，根据物种的不同，它们可以促进、重新引导或调节免疫活动。有几种蘑菇特别有助于免疫系统健康。从我个人的最爱开始：舞茸（也被称为灰树花或林中鸡）。我爱它们不仅因为它们可以做美味的塔可，还因为它们富含 β-葡聚糖。β-葡聚糖能提高中性粒细胞等吞噬细胞的活性，还能刺激 NK 细胞成为更好的癌症猎手。[35]舞茸似乎更具免疫刺激性，因为它们会增加 Th1 细胞因子，所以当你试图抵抗细菌和病毒感染或有虚弱型免疫类型时，它们是很好的选择。

香菇是我的另一个最爱。它们在亚洲烹饪中被普遍使用，并被发现具有免疫刺激活性。研究表明，香菇有增强免疫力的作用，如增加 NK 细胞和杀伤性 T 细胞的活性，这对战胜病毒和癌细胞都很有利。[36]同时，在实验阶段，香菇提取物还被发现可以保护人类肺部细胞免受失控的细胞因子风暴的侵害。[37]

不幸的是，并不是所有可以提高免疫力的真菌都味道好到可以在塔可中出现，这就是为什么你经常看到它们以补充剂形式出现。这方面的一个例子是，你可能会在徒步旅行的小路上看到云芝，也被称为火鸡尾。（这是因为——你猜对了——它看起来就像摊开的火鸡羽毛！）在酊剂和干货形式中，这种蘑菇的活性成分也被证明可以提高 NK 细胞和细胞毒性 T 细胞的活性，特别是在癌症中。[38]云芝可以增加促进炎症的细胞因子，并在面对感染时促进 IgG 抗体的产生。

最后是灵芝。在一些小鼠和人类癌症研究中，灵芝也被证明可以增加 Th1 细胞因子反应，并使化疗药物更有效。[39]此外，灵芝的提取物能促进对某些疱疹病毒变种的免疫反应。[40]

蘑菇对免疫健康很有帮助，特别是如果你有虚弱型免疫类型，但优质的选择可能很昂贵，所以如果你需要控制预算，我建议专注于本章中价格较低的免疫平衡建议。

神奇的姜黄根

如果我不得不从大自然的药房中挑选一种烹饪化合物，以获得免疫支持的效果，我会选择姜黄根。这种鲜黄色的根茎不仅是印度烹饪中的主食，而且含有一种相当神奇的化合物，叫姜黄素。姜黄素对免疫系统有许多好处，我不可能把它们全部列在这里。下面是一些亮点：

- 通过阻断NF-κB和阻断炎症细胞因子TNF-α，可以作为有效的抗氧化剂和抗炎剂。[41]
- 已被证明能改善肠道健康，并在克罗恩病和溃疡性结肠炎等炎症性肠道疾病的动物模型中显示出疗效。[42]
- 缓冲高皮质醇水平。[43]
- 促进肠道中的有益菌种，如双歧杆菌和乳酸杆菌的生长，并抑制其他致病菌和致病细菌菌种。[44]
- 抑制引起自身免疫性疾病的一些免疫变化，同时普遍有助于减少全身的慢性炎症。[45]
- 像非甾体抗炎药一样缓解疼痛，而没有对胃部的副作用。[46]
- 对减少类风湿关节炎的关节肿胀很有效。[47]

姜黄是很好的烹饪香料，尽管它确实能给皮肤、舌头和牙齿留下明亮的黄色色调，而且由于它在胃肠道中不能很好地被吸收，需要吃很多才能实现免疫调节的效果。因此，姜黄素补充剂是获得这种好处的最佳途径。在阅读了上述内容后，你可能会猜到，几乎每个人，无论其免疫类型如何，都可以从服用姜黄素中获益。剂量根据需要而变化，一般我建议每天大约1000毫克，分次服用，与食物一起服用。

姜

另一种神奇的根是辛辣、芳香的姜根。与姜黄相似（两者有相关性），生姜具有很强的抗炎和抗氧化特性。生姜含有被称为姜醇的化合物，研究显示它能预防心血管疾病，因为可以减少血管中的氧化压力以及其中的炎症。[48]动物研究表明，由于生姜提取物具有很强的抗氧化特性，可能有助于避免酒精引起的肝脏疾病，并阻止化疗药物对肾脏的损害。[49] [50]此外，生姜具有惊人的抗菌特性，已被证明可以消灭多种耐药细菌及某些真菌感染。[51] [52]我一直用它来治疗因微生物组失衡而出现恶心、腹胀和其他消化道不适的病人。[53]可以在冰沙和许多其他食谱中加入新鲜姜根，制作新鲜姜茶，或者在大多数果汁吧和咖啡馆里拿一瓶姜汁，直接饮用或用水稀释。

西蓝花芽

每个人都知道西蓝花有好处，但最近，更多人在关注西蓝花芽，它是最能支持免疫的生化物质之一——莱菔硫烷（SFN）的有效来源。SFN已被证明可以提高几种抗氧化剂化合物的水平。它通过诱导细胞中一种叫NRF-2的化合物来实现这一目的。NRF-2有时被称为抗氧化剂的"总调节器"，这意味着它有助于提高其他抗氧化剂的生产。NRF-2已被证明在癌症、慢性阻塞性肺病（COPD）和肝病等许多疾病中可以发挥降低炎症的作用。[54]大多数十字花科蔬菜，如西蓝花和花椰菜，都含有大量前体化学品，被称为萝卜硫苷，在消化过程中会转化为SFN。然而，西蓝花嫩芽含有比西蓝花多10~100倍的SFN。这意味着吃1盎司（约28克）的西蓝花芽可以提供比成熟西蓝花多10~100倍的SFN！[55]在一项涉及40名超重成年人的试验中，持续10周每天吃西蓝花芽使他们的炎症细胞因子水平和C反应蛋白——慢性疾病的标志物有明显降低。[56]西蓝花芽的最好方法是生吃——在沙拉中——因为SFN很容易在烹饪中分解。目标应该是每周吃两盎司的西蓝花芽。你可以在家里用梅森瓶和水在短短几天内轻松种植自己的芽菜。如果买不到西蓝花芽，也可以选择补充剂。我建议每天从50到100毫克开始服用。

大蒜

　　大蒜不仅使所有东西的味道更美味，而且这种辛辣的蔬菜有多种化合物可以调节免疫系统。对大蒜的研究发现，它能刺激免疫，提高巨噬细胞、NK细胞和淋巴细胞的活性。[57]同时，大蒜具有抗炎作用，并可通过降低胆固醇和血压来保护心脏。[58]它对强化肠道微生物群也是非常好的，有几个原因：它可以提高乳酸杆菌等有益细菌的水平，具有抗菌、抗病毒和抗真菌的作用，还可以平衡可能引起炎症的肠道菌群失调现象。[59]可以将大蒜纳入几乎所有食谱中——只要有机会就使用它。如果你不喜欢大蒜的味道，也可以服用补充剂。

你的营养工具箱

如果你读过任何有关健康和保健的书籍，可能会对这一章的走向感到惊讶。为什么我没有像其他人那样，给你一个确切的饮食和清单，告诉你应该吃什么，避免什么？好吧，我的第一个答案是，没有一种饮食对每个人都是完美的，除了少数例外，我不相信有什么食物对每个人都是"坏"的。任何说自己掌握着完美"饮食计划"的秘密的人，都没有对你说实话。我们都是独一无二的，根据遗传和免疫类型有不同的需求。找到适合你的健康饮食需要时间、试错、个性化和耐心。的确，有数据表明一些食物对某些人有害，但这可能不适用于你。因此，如果你想专注于平衡免疫类型，就按照下面的建议去做，而不是把自己逼疯，去尝试所有时下的饮食方式。如果卡住了，需要更多的指导，我建议与功能性营养师或营养学家合作，帮助你纠正任何可能有的营养不良，确定食物敏感性，并制订适合你的特定营养计划。

首先，遵循以下贴士将优化你的营养和健康：

- **少吃糖：** 正如前面所说，糖＝血糖问题，血糖问题＝炎症，炎症＝免疫失衡。因此，我可以提供的最好营养建议是减少生活中明显的糖源。关于如何做到这一点，请参考第142页的血糖健康迷你工具包。

- **多吃绿叶蔬菜：** 绿叶蔬菜就像天然的复合维生素。它们含有大量有益的维生素和矿物质，包括下面提到的那些，对免疫系统非常宝贵。如果你每天至少在两餐中加入绿叶蔬菜，就向更好的营养迈出了一大步。我最喜欢的绿叶蔬菜包括：

- o 菠菜

- o 芝麻菜

- o 羽衣甘蓝和小甘蓝

- o 瑞士甜菜

- o 白菜

- o 水芹

- **解决营养不足的问题：** 当你缺乏营养物质时，免疫系统就不能很好地运作。你可能没有意识到在这方面有问题，但可能精力不足或经常生病。要想获得平衡的免疫力，就必须补足任何维生素或矿物质的缺陷，特别是如果你有本章讨论的任何缺陷。如果可以，与营养师或医疗保健专业人员合作，做营养化验。如果这不现实，可以用手机或电脑上的应用程序记录一周的食物日记。大多数营养应用程序会计算出你所吃的食物的微量营养素含量，这样就可以看看你可能缺少什么。例如，你可能注意到饮食中锌或硒的含量很低，所以决定吃补充剂或多吃巴西坚果。如果食物日记没有显示出任何趋势或缺陷，服用高质量复合维生素可以确保照顾到大部分营养需求。这在你不能接受营养素缺乏测试时尤其重要。复合维生素含有很多不同营养素，可以帮你获得本章讨论的一些提高免疫力的高级成分。虽然复合维生素通常没有足够高水平的任何一种营养素来完全解决长期缺乏的问题，但有助于防止情况变得更糟。

- **减少酒精摄取：** 酒精是一种可以真正破坏血糖以及健康其他

方面的危险物质。大多数酒精饮料都含有大量碳水化合物形式的糖，可以间接提高血糖水平。罪魁祸首是混合饮料、啤酒和苹果酒，而干葡萄酒的含糖量较低，烈酒则不含糖。然而，酒精本身也是燃料。是的，乙醇可以被我们的身体作为燃料燃烧，事实上，每克乙醇有7卡路里。这比蛋白质或碳水化合物的热量还要高！更重要的是，酒精将在脂肪、碳水化合物或蛋白质之前被燃烧来提供能量。因此，当你在吃饭喝酒时，酒精会被燃烧，而其余的卡路里则被储存为脂肪。这只是酒精导致体重增加、血糖失衡和糖尿病的方式之一，随着时间的推移，可能破坏免疫系统。限制酒精摄入量的另一个原因是，酒精对肠道微生物有毒，可以破坏肠道屏障功能，导致肠漏。它还会影响先天性和适应性免疫反应，削弱防御能力，使我们处于感染和慢性炎症的风险之中。当酒精被分解时，会形成一种被称为乙醛的有毒代谢物，对所有细胞都有害，还会增加身体的氧化压力，以至于需要更多的抗氧化剂。另外，酒精也会损害肺部的巨噬细胞和中性粒细胞，导致肺炎的风险增加。研究甚至表明，酒精会诱发季节性过敏，它与哮喘和花粉症的常见症状的增加有关，如打喷嚏、瘙痒、头痛和咳嗽。有许多方法可以减少酒精摄入量。我建议：

o 把啤酒、葡萄酒或鸡尾酒换成清爽的饮料，如加了新鲜水果或挤了青柠的气泡水，或冰姜黄姜茶。现在也有许多味道不错的无酒精啤酒。

o 制订不涉及酒精的计划。减少酒精摄取最困难的部分往往是饮酒的社交属性。与其相约欢乐时光*，不如与朋友一起远足，参加陶艺课，或在公园里来个健康野餐。

- **纳入提高免疫的超级食物：** 通过在饮食中加入蘑菇、姜黄、生姜、大蒜和西蓝花芽，你可以定期获得增强免疫的营养成分。这可以通过许多方式实现：以汤、茶或咖喱的形式食用这些食物，甚至可以将它们榨成汁或添加到冰沙中。有许多包含所有这些成分的绿色粉末，可以添加到水或冰沙中。

如果感觉这一章信息太多，我在这里要告诉你，优化饮食以支持免疫系统并不像看起来那么复杂。你不必每天跟踪多酚、维生素或矿物质的摄入量，以确保每种营养都充足，也不必每天吃生姜、姜黄和蘑菇。为什么呢？如果你的饮食多样化，包含五颜六色的水果和蔬菜，以及其中的一些成分，你就会得到足够的多酚、抗氧化剂，以及支持免疫的维生素和矿物质。健康的免疫系统的营养基础就是这么简单！除此之外，所有这些都是关于进一步优化和平衡免疫类型的，这就是为什么在下一章中，我将更深入地提供更多针对不同免疫类型的具体补充和营养建议。

现在你对睡眠、压力、肠道健康、环境和营养如何影响免疫系统有了很好的认识。虽然我提到了一些针对不同免疫类型的技巧和因素，但所有四种免疫类型的人都会从优化这五大支柱中受益。我希望你已经采用了每章末尾的"工具箱"中的一两个技巧。如果没有也没关系。下一章是关于如何根据你的免疫类型和生活方式，制订个性化

---

* 译者注：美国酒吧的一段优惠时间，一般是傍晚。

免疫力恢复计划。你将从之前五章的每一章中选择技巧加入你的计划中，并遵循针对不同免疫类型的具体建议。这样，你的计划将得到优化，不仅符合你的免疫类型，也符合你的喜好、预算和需求。

准备好了吗？让我们开始吧。

10

重新平衡免疫类型

　　现在你应该是知道你的免疫系统是如何工作的专家了，也知道你的生活方式可以通过无数种方式来提高或损害它的功能。我知道有许多信息需要消化，但我想让你印象深刻的关键点是，你对你健康的控制力比你本来以为的要大得多。是的，我们每天面临的挑战，从环境和食物中的毒素到高压力、工作致死的文化，都是巨大的障碍，但它们是你可以用正确的知识和指导征服的障碍。

　　前面五章都是关于影响你免疫系统的最大生活方式因素。事实上，睡眠、压力、肠道健康、毒素和营养对所有四种免疫类型都有影响。任何走进我办公室的人都会得到有关这些健康方面的建议，这就是为什么这些章节的"工具箱"部分有许多建议是关于你的时间表、优先事项、预算和个性，而不是关于你的免疫类型。遵循这些建议是为健康的免疫系统建立坚实基础的重要部分。

　　现在，我们要针对不同的免疫类型。在这一章里，我们将深入讲解如何在细胞水平上帮助你重新平衡免疫类型，使身体恢复正常。

知道了你的免疫类型——下面怎么办？

完成了第4章的测验，你应该知道自己是哪种免疫类型。我们现在可以更深入地了解如何使用某些食物、补充剂、草药和生活方式的小窍门来促使每种免疫类型恢复平衡。

阅读下面关于免疫类型的章节时，你会首先了解在免疫力恢复计划中针对你的特殊类型所采取的治疗方法的大概念。然后我会介绍一些量身定制的生活方式和补充剂建议，你可以在恢复计划过程中加入这些建议。我建议从推荐的补充剂中的一种开始，至少服用一周，再添加另一种。健康领域的一个普遍问题就是过度服用补充剂——换句话说，服用过多补充剂，并且同时开始服用，你就不知道哪种保健品是有效的，如果有的话！我建议更有针对性地服用补充剂。这样你就能更有意识地把它们引入身体，而不是把所有的东西一股脑都扔给身体，希望有什么能起作用。只要你没有不良反应，就可以在免疫力恢复计划中添加三种补充剂。在最初的30天里，我建议只服用这3种补充剂，但在认定它们是否对你有帮助之前，至少要服用60天。为什么？因为我发现大多数人需要至少60天才能看到症状有明显的变化，而且根据情况，有时需要长达6个月的时间。许多人在补充剂有机会发挥作用之前就放弃了。

请记住，补充剂不是药物——它们不能在20分钟甚至两周内起作用。此外，要与你的保健医生讨论所有的补充剂和草药添加物，以确保不会与你的任何其他药物发生相互作用。补充剂虽然不是药物，但它们可以与药物发生相互作用，而且在手术或其他医疗过程之前不应该服用补充剂。

强化虚弱型免疫类型

让我们再回过头来看看比尔，他总是感冒，感到疲劳，经常出现肠易激综合征症状和唇疱疹暴发。如果你借鉴第2章中获得的知识，也许能猜到比尔的先天性和适应性免疫系统的强度都有问题。他肠道内的免疫球蛋白A很低，这表明病毒和细菌可能更容易入侵并使他生病。他在接种疫苗后出现了低保护性抗体，这可能表明他的T细胞和创造抗体的B细胞之间沟通不畅。此外，他的血检结果显示艾巴氏病毒被重新激活，而且他曾经得过水痘带状疱疹病毒引起的带状疱疹。我们中的大多数人都有这些疱疹病毒潜伏在体内，但它们被免疫系统所控制，只有在免疫防御系统衰退时才会暴发。比尔的杀伤性T细胞和自然杀手细胞在控制这些病毒的能力方面可能比较弱。

虚弱型免疫类型是目前能被所有免疫"增强"实践帮助最多的类型。如果你是虚弱型免疫类型，一般来说，你需要增强先天性免疫系统和适应性免疫系统的所有细胞。这将极大地提高对病毒和细菌的初始反应，防止休眠病毒的暴发，并创造强大的抗体来保护你。

尽管到目前为止，我所回顾的生活方式干预的所有方面对所有类型的人都很重要，但有几个方面对提高你的免疫力特别重要。你特别要做的事情是：

- 增加Th1细胞和细胞因子，因为它们对抗感染至关重要。
- 增强B细胞的活性和抗体的产生，以及NK细胞。
- 改善肠道的屏障功能。

为了达成这三点，虚弱型免疫类型的基本生活方式支柱是睡眠。没有睡眠，激素分泌就会减少，昼夜节律就会失调。获得充足睡眠和优先考虑昼夜节律是非常必要的。请记住，褪黑素是在夜里较早的时候分泌的，这会激活很多抵抗疾病的细胞因子活动，所以你要最大限度地提高正常褪黑素水平。也意味着，屏蔽蓝光和在夜间佩戴防蓝光眼镜是至关重要的。

除了这些准则，大自然的药房还以很多食物和补充剂的形式，可以帮助重构虚弱型免疫类型。增强先天性免疫系统的细胞，如NK细胞和巨噬细胞，你可以用以下这些：

- **褪黑素：** 如果出于某种原因你的睡眠不好，而且不能在晚上避免蓝光，你可以在睡前几小时尝试低剂量的褪黑素。褪黑素对正在经历"免疫衰退"或由于年龄而导致的免疫系统减弱的老年人特别重要。建议用量：睡觉前1小时，1~3毫克。

- **蘑菇：** 正如上一章所讨论的，蘑菇有一种叫β-葡聚糖的神奇成分，具有惊人的免疫促进特性。实验表明，蘑菇可以提高NK细胞的免疫监测活动，并通过增加帮助抵抗病毒和细菌的细胞因子来刺激Th1反应。[1]我个人最喜欢的是香菇和舞茸，因为它们炒、烤或做汤都很好吃。蘑菇还含有大量的抗氧化剂、维生素D和硒。[2][3]为了进一步增强免疫系统，你还能以补充剂的形式服用。灵芝虽然不是烹饪用真菌（它们通常因太硬而不好吃），但能刺激巨噬细胞和NK细胞释放更多的细胞因子，如IFN-γ和TNF-α，帮助对抗病毒和细菌的入侵。云芝（火鸡尾巴菇）已被证明可以提高白细胞的数量，增加中性粒细胞的活性，并提高B细胞的抗体产生量。这两种真菌都能以粉末和胶囊形式存在，可以在茶和混合咖啡中找到。建议用量：服用增强免疫的蘑菇混合物至少60天。

- **南非醉茄：** 这种植物的根部是最著名的缓解压力的适应性补充剂，而且也可以帮助解决焦虑和睡眠问题。[4]同时，它还能促进NK细胞的活性并上调Th1的活性，所以当你疲惫不堪、有慢性压力并不断生病时，它非常有用。[5][6]建议用量：每天两次，每次300~500毫克，持续至少60天。

- **韩国红参：** 一种人参，在韩国和其他亚洲国家非常流行，因为它对免疫系统有多种功效。它还具有很强的抗氧化特性，并可能相对于某些药物（如对乙酰氨基酚）能起到护肝的作用。[7]从整体上看，它已被证明可以增加中性粒细胞数量和T细胞、B细胞数量及活性。建议用量：每天1000毫克。

- **初乳粉：** 初乳是在母乳之前、分娩后24~48小时内产生的强大物质。它能为婴儿提供免疫力，因为它含有一整套保护性的免疫球蛋白、营养物质和抗微生物物质。幸运的是，初乳并不只对新生儿有益。虚弱型免疫类型的成年人也可以受益，因为来自牛和山羊的初乳含有相同的这些成分，并以粉末形式存在。牛初乳提供的IgG和IgA可防止微生物感染，修复肠漏，并可能有助于预防上呼吸道感染。[8][9][10]大多数乳糖不耐受的人可以接受初乳。建议用量：每天3000毫克的粉末或胶囊。

- **落叶松阿拉伯半乳聚糖：** 阿拉伯半乳聚糖是一种在我们经常

吃的许多植物中都有的碳水化合物，比如胡萝卜、萝卜和梨。然而，最好的来源之一是西洋落叶松。它是一种很好的支持肠道内健康细菌的益生菌纤维，当跟乳酸杆菌一起补充时，可以增加NK细胞的活性，有助于治疗肠易激综合征。[11]人体试验表明，它可以降低普通感冒的发病率，因此对虚弱型免疫类型的人来说是很好的选择。[12]建议用量：每天1500毫克，粉末或胶囊。

- **接骨木莓：**这种植物疗法已经进入了传统医学界，可以在大多数主流药店的货架上看到它。接骨木莓已被证明在上呼吸道病毒感染的早期阶段有帮助。[13]它通过提高IL-6和TNF-α等促炎性细胞因子来起到这一作用。它对那些虚弱型免疫类型的人在感冒开始时有帮助。谨慎的建议是只针对轻度上呼吸道感染使用接骨木莓，如普通感冒，如果有任何发烧或病情恶化的迹象，应停止使用。建议用量：用于预防时每天4克，以糖浆、胶囊或片剂形式。生病时可每天服用3次。

冷却闷烧型免疫类型

到目前为止，我们已经对炎症进行了相当多的剖析，我希望我已经说得很清楚，健康的炎症反应是日常生活中必要的、不可或缺的一部分，对免疫系统的成功至关重要。然而，我们中的一些人陷入了无法解决的低水平炎症模式。随着时间的推移，它会对健康有害，因为慢性炎症是自身免疫性疾病、过敏、心脏疾病和其他慢性疾病的主要诱因。闷烧型免疫类型主要是有炎症，但可能（还）没有表现出过度活跃型或误导型免疫反应的迹象。

我们知道，炎症的主要驱动因素大多是我们可以很大程度上控制的，遵循书中截止到目前的建议将大大扭转你的炎症，并将你的身体引向正确的方向。有闷烧型免疫类型的人不一定是免疫受损，但他们的免疫系统正忙于解决日常问题，所以不一定能对严重的威胁做出强有力的反应。然而，随着时间的推移，不良的饮食习惯、睡眠不足、慢性压力、高血糖和肥胖将导致免疫细胞健康水平和活性的下降。这就是为什么我把它称为闷烧型：生病之前，免疫失衡可能并不明显。闷烧型免疫类型可能也有Th1优势，所以你应该尽可能避免进一步向这个方向推进，使炎症更严重。为此，我们所有的努力都集中在以下方面：

· 分解在细胞中产生炎症的目标，包括NF-κB、炎性小体和炎症细胞因子的产生。

· 加速炎症的消退，使你不至于陷入慢性免疫激活的循环。

如果你在测验的闷烧型免疫类型部分得了高分，你的首要生活方式干预措施就是把注意力放在营养上。这包括：

· 避免或尽量减少饮酒

· 戒糖

· 食用富含抗氧化剂的水果和蔬菜

在减少炎症方面，闷烧型免疫类型要多走一步，不仅是选择生活方式——需要专注于在细胞层面抑制炎症通路，所以可以考虑服用这些补充剂来实现这一目标：

- **姜黄素：** 有什么是这种神奇的物质不能做到的吗？在第9章中，我提到它是姜黄根中的主要活性成分。姜黄素可以在许多层面上消除炎症。超过120项人体临床试验显示，它对从阿尔茨海默病到糖尿病、心脏病和自身免疫疾病都有好处。[14] 尽管通过将新鲜姜黄根磨碎放入汤和炖菜中或使用干香料将姜黄添加到你的饮食中是非常好的，但要在食物中获得足够高的剂量以达到治疗效果几乎是不可能的。如果你是闷烧型免疫类型的人，我强烈建议以补充剂的形式服用姜黄素。姜黄素在胃肠道中的吸收率很低，但更利于生物可利用性的制剂——例如那些添加了黑胡椒的——已经被开发出来，可以将吸收率提到高达400%。[15] 话虽如此，你还是应该在服用姜黄素的同时吃高脂肪含量的食物，以获得最佳效果。建议用量：1000毫克，每天两次。
- **白藜芦醇：** 这种多酚是另一种很难从食物中获得治疗剂量的物质，包括从其著名的来源：红葡萄酒。一旦我们代谢掉它，只能剩下大约1%，所以服用补充剂是最好的方法。临床试验已经证明白藜芦醇对心脏疾病、2型糖尿病、癌症、肥胖和衰老有疗效。[16] 在一项研究中，一组糖尿病患者每天服用1克白藜芦醇，持续45天，使血糖、胰岛素抵抗和血红蛋白A1c水平都得到了改善。白藜芦醇还帮助抑制了阿尔茨海默病的淀粉样脑斑块。[17] [18]同样，这是由于它的抗氧化和抗炎作用，但它似乎也能模仿卡路里限制，导致更好的代谢状况和更少的疾病。[19]白藜芦醇一直是抗衰老界的宠儿，原因之一是它增加了我们细胞中一种叫作SIRT1的化合物，它可以提高耐力和寿命，减少慢性疾病。当购买白藜芦醇补充剂时，要确保它是来自日本虎杖的98%反式白藜芦醇。为了达到最佳效果，应在吃高脂肪食物时服用。建议用量：从500毫克开始，然后增加到1克，分成两次，每天服用。

- **特异性促炎症消退介质（SPMs）：** 正如其名所说，它们有助于"消除"炎症。还记得我在第3章中谈到，感染会驱使大量中性粒细胞进入感染区吞噬微生物，但如果没有足够的巨噬细胞来拖走充满细菌的中性粒细胞，就会引发慢性炎症的疯狂循环吗？这就是特异性促炎症消退介质介入的地方。SPMs并不能从一开始就阻止炎症的发生，而是阻止新的中性粒细胞继续被招募到该区域。它们还发出信号，让更多巨噬细胞进入并清除碎片，因此它们对消除炎症至关重要。虽然你的身体可以从 ω–3 脂肪酸中制造SPMs，但这需要一段时间，所以如果你是闷烧型免疫类型，你的身体可能无法跟上需求。好消息是，由于SPMs不干扰炎症的产生，它们没有免疫抑制作用。此外，它们比非甾体抗炎药、类固醇和其他抗炎药物更安全。我特别喜欢把它们用于治疗疼痛和关节炎。建议用量：每天2000毫克。

- **小檗碱（黄连素）：** 这种化合物存在于许多不同植物中（如金印草、日本小檗和俄勒冈葡萄），在下调炎症和降低体内的氧化压力方面作用重大。它具有很强的抗菌特性，通常用于治疗可能引起慢性炎症的肠道内细菌感染和过度生长。小檗碱还被证明可以增加胰岛素敏感性并改善血糖调节。[20]事实上，在一项研究中，小檗碱与常见的糖尿病药物二甲双胍相比，在降低空腹血糖、胰岛素和血红蛋白A1c方面同样有效，同时也降低了胆固醇和甘油三酯。[21]因此，总的来说，这种化合物对闷烧型免疫类型，特别是那些有代谢综合征的人，包括肥胖、高血糖和心脏病，是很好的。建议用量：500毫克，每天三次。

有几十种其他天然物质已经被证明了具有巨大的抗炎和抗氧化作用，而且上述成分在安全方面记录良好，能够作用于可以引起炎症的几种不同机制。

平息过度活跃型免疫类型

与T细胞和抗体攻击"自身"组织的误导型免疫类型不同，过度活跃型免疫类型对体外无害的东西（如花粉和灰尘）反应过度。当免疫系统正常工作时，它应该能区分朋友、敌人和无辜的旁观者，应该能迅速攻击和摧毁危险的病毒而不会对家里的猫或外面的花粉做出反应。然而，许多人的免疫系统就是这样，这让越来越多的人每天都在遭受慢性过敏、湿疹和哮喘的困扰。

为什么身体会对环境中无害的东西有反应？几个不同的机制在过

度活跃型免疫类型中起作用。首先，我们知道患有环境过敏、哮喘、食物过敏、慢性鼻窦炎和过敏性皮肤病的人的辅助性T细胞会"卡"在Th2优势的模式。Th2细胞和它们产生的细胞因子会增加IgE抗体，直接导致过敏反应。[22] IgE还召集了其他参与过敏的免疫细胞，如嗜酸性粒细胞、肥大细胞，以及一种叫作组胺的化学物质。为了保护我们的身体不受这些实际上无害的物质的影响，过度活跃型免疫类型的人会出现大量的肿胀、流鼻涕、黏液、咳嗽和刺激反应。虽然我们不完全清楚知道人类为什么会发生过敏，但有一些方法可以摆脱Th2优势，减少这种倾向，比如：

- 消除感染和其他使你长期处于炎症的诱因。
- 使用补充剂加强Th1活动，抑制Th2活动，并抑制支持Th2的细胞因子。

如果你在过度活跃型免疫类型部分的测验得分很高，首要干预措施就是驯服生活中的毒素。室内和室外的毒素都会增强Th2的极化，同时阻碍Th1的反应。诸如邻苯二甲酸盐、杀虫剂、铅和汞等物质，以及柴油颗粒和香烟烟雾中的化学物质，都会通过破坏免疫平衡而增强过敏反应。通过创造"更绿色"的家庭环境并遵循第8章的建议，你将在很大程度上平息过度活跃的炎症反应。此外，下列补充剂也非常有帮助：

- **槲皮素：** 你已经了解到槲皮素是一种存在于许多水果中的强大的黄酮类物质和抗氧化剂。它是过度活跃型免疫类型工具箱的一个重要补充，原因有以下几点：它能干扰会导致过敏的Th2细胞因子，同时也会增加Th1细胞因子干扰素IFN-γ，这可能解释了它的免疫促进作用。槲皮素也可以像抗组胺剂一样，能更快地缓解过敏患者的症状。[23] 意大利开发的一种名为Lertal的产品，含有槲皮素和紫苏（见下文），正在进行对过敏性鼻炎的临床试验。建议用量：500毫克，每天两次。

- **黄芪根：** 这是个可以从Th2优势转向Th1反应的很好的选择。它被发现可以改善哮喘儿童的气流率，在其他研究中还被发现可以降低过敏标志物，如高IgE抗体和高嗜酸性粒细胞，这些过敏标志物通常伴随过敏反应。[24][25] 建议用量：每天500毫克至1000毫克的胶囊或酊剂形式的标准化干根。

- **紫苏：** 这种薄荷家族的植物是传统中药中最重要的50种化合物之一。紫苏含有高水平的迷迭香酸，这已被证明可以显著减少过敏症状。一项为期21天的双盲试验显示，紫苏通过阻断Th2细胞因子，显著减少了流鼻涕、眼睛发痒和流泪等症状。[26] 建议用量：300毫克，每天两次。

- **刺荨麻（荨麻属）：** 刺荨麻是一种草本植物，其叶子具有抗组胺的特性。一项为期30天的关于治疗过敏症状的研究表明，刺荨麻可以使症状明显减轻，嗜酸性粒细胞数量也有所下降。[27] 建议用量：每天500毫克的冻干根，酊剂和茶也可以。

重新引导误导型免疫类型

误导型免疫类型是所有类型中最复杂的，因为它几乎总是伴随着另一种免疫类型，如闷烧型免疫类型。简单来说，误导型免疫类型弄丢了关于不攻击自己组织的备忘录。在发育过程中的某个时期，自我反应的T细胞逃过了监测，没有在该摧毁的时候被摧毁。这些T细胞被激活并转变成Th17细胞，而Th17细胞具有高度的炎症性，并能像对待外来的威胁一样攻击"自身"组织。这种受损的组织随后会引发其他免疫细胞的加入，开启持续炎症的疯狂循环。此外，还会产生针对"自身"组织的抗体，使这个过程持续下去。

许多因素影响着自身免疫性疾病的产生。首先，遗传可能使你更容易患自身免疫性疾病，但你的基因不一定决定你的命运。感染、食物、压力和毒素等因素也起了巨大的作用。还记得我们谈论过表观遗传学吗？嗯，表观遗传学研究环境如何影响基因表达，从而影响我们对疾病的易感性。更复杂的是，有误导型免疫类型的人要么有潜在的Th1极化，要么有潜在的Th2极化，但他们几乎总是有大量的Th17细胞，正是这些Th17细胞导致了类风湿性关节炎和多发性硬化症等疾病中发生的组织破坏。

尽管如此复杂，如果你遵循免疫力恢复计划中迄今为止给出的所有建议，再加上本章的建议，就会开始看到症状的改善。我强烈建议你也注意一下你在测验中的过度活跃型或闷烧型免疫类型部分是否得分很高。如果是的话，我也会看一下对那些免疫类型的建议，并将它们纳入其中。

误导型免疫类型的另一个难题是干预措施可能需要更长的时间来平衡免疫反应。部分原因是你必须同时降低炎症，减少Th17细胞，平衡Th1或Th2细胞，并降低针对自我的抗体水平。这可能需要几个月的时间，但我督促你坚持下去，要有耐心。正面的变化将会到来！当你执行这些建议时，留意可以平衡你的免疫类型的干预措施，并终止加剧症状的做法。自身免疫问题很棘手，而且我们都是不同的。有时试错是这个过程的必要部分。

让我们回到瑞秋的案例，她有类风湿性关节炎，一种自身免疫性疾病，而且她在身体其他部位也有了正在发展自身免疫性疾病的迹象。她有使用抗生素的历史，根据她的排泄物测试，致病菌生长过度，而且她对麸质和大豆类的食物敏感，加剧了她的慢性炎症。她的肠道一团糟，而正如我们在第7章中所了解的，肠道是建立免疫耐受性的基础。这就是为什么我希望你能优先考虑你的肠道健康。遵循第9章的建议，重点放在膳食纤维、发酵食品以及大量的抗氧化剂和多酚类物质上。还可以尝试消除性饮食，这是另一个我对所有误导型免疫类型的人都会使用的非常有用的工具。

许多食物被认为是自身免疫的强诱因，如果你继续吃，将继续加剧肠道内和其他地方的炎症。作为第一步，我建议在30天内戒掉添加糖、酒精、小麦、乳制品、大豆、鸡蛋、玉米、花生和加工食品。如果这些食物造成了问题，这将使免疫系统有充分的时间来减少对这些食物的反应。30天后，你可能会注意到精力、情绪、睡眠、关节疼痛、头痛、肠道问题和其他症状的改善。然而，重点是在你重新添加某些食物时。如果你每次只增加一种食物，而且对该食物有反应，那么48个小时后，你会注意到症状的复发。也可以使用其他更严格的消除饮食，如原始饮食自体免疫疾病方案（AIP）。这种饮食更进一步去除了坚果和种子、豆类、谷物，甚至是茄属蔬菜。研究表明，使用AIP饮食可以改善肠道疾病，如溃疡性结肠炎、桥本氏甲状腺炎（一种自身免疫性甲状腺疾病）和自身免疫性神经系统疾病多发性硬化症（MS）。

消除性饮食并不是永久的

我知道你在想什么。"太困惑了！如果消除所有这些食物，我可以吃什么？要永远这样吗？"我经常听到我的病人这么说，我很理解！我的立场是，消除性饮食首先是一种工具。为什么？首先，过敏、食物敏感和食物不耐受都是不同的。没有一个实验室测试可以为你界定所有这些不同的问题，或告诉你应该吃哪些食物，避免哪些食物。只有消除性饮食才能给你提供这些信息。一些研究显示，消除性饮食可以有效地改善自身免疫性疾病。[28] 虽然如此，但在你将所有常见的食物敏感食品从饮食中永远剔除之前，还需要有更多关于消除饮食治疗自身免疫性疾病的临床试验的支持。通过去除其中一些营养食物，如某些蔬菜、坚果、种子和谷物，你可能无意中从饮食中去除了许多矿物质和维生素，以及促进肠道愈合的膳食纤维。我曾目睹几个月的严格消除性饮食是如何导致食物恐惧症、社交孤立、焦虑、微生物群健康恶化和营养缺乏的。我强烈建议在开始消除性饮食之前，与训练有素的功能医学营养师或营养师合作。

纠正误导型免疫类型比纠正其他三种免疫类型要复杂一些。当涉及补充剂时，必须采取多管齐下的方法：

（1）抑制过度的炎症，就像过度活跃型和闷烧型免疫类型的人必须做的那样，遵照下面的建议。

（2）阻止破坏性的Th17细胞活性，Th17细胞能使自身免疫性疾病中的组织破坏永久化。

（3）通过增加调节性T细胞，关闭过度活跃的免疫反应的开关。（记住，这些是平复性T细胞，能在免疫系统中创造更多的平衡。）

一些关键工具：

· 首先要遵循在闷烧型免疫类型中列出的一些干预措施来消除过多的炎症，如服用姜黄素、白藜芦醇和特异性促炎症消退介质。

· **维生素D**：我已经谈过维生素D缺乏是自身免疫性疾病和炎症加剧的风险因素，所以拥有足够的这种维生素是至关重要的。维生素D会增加调节性T细胞的数量，而这正是误导型免疫类型所需要的。我的目标是维生素D的血清水平为50纳升/毫升至80纳升/毫升。记得从医生那里获得基线，并在开始补充后的8~10周内重复测试。建议用量：如果不知道自己的水平，开始的安全剂量是每天2000~4000国际单位。如果水平低于30纳升/毫升，你可能需要每天10000或更多国际单位来达到这个水平。测试是关键。

· **维生素A**：在第9章中，我谈到了维生素A作为抗氧化剂的作用，但它对误导型免疫类型的人来说是超级重要的，因为它可以提高那些有平复作用的调节性T细胞的数量，[29]特别是在肠道里，那里经常是自身免疫疾病开始发生的地方。维生素A还可以帮助治愈会导致自身免疫的食物敏感，并阻止破坏组织的Th17细胞的形成。[30]建议剂量：每天5000~10000国际单位，与食物一起服用。

注意：特别大量的维生素A可能有毒，所以要确保你服用的其他补充剂不含维生素A。特别是对孕妇来说，每天超过25000国际单位的量可能导致婴儿出生缺陷，而且世界卫生组织根本不建议孕妇服用维生素A。[31]大多数产前维生素只含有β胡萝卜素，就是这个原因。

- **黄芩**：黄芩苷是著名中草药黄芩的活性成分，黄芩也被称为中国黄芩。由于其抗氧化特性，它在自然疗法界很受欢迎。并且由于能阻止IL-6和TNF-α等炎症细胞因子，所以在抑制自身免疫活动方面也很有效。[32]它还可以抑制Th17细胞。[33]研究发现它对治疗关节炎、溃疡性结肠炎和牛皮癣都有效。[34][35]另外，它还有很强的抗病毒作用，所以当自身免疫性疾病是由潜在的病毒感染（如艾巴氏病毒）引起时，它是不错的选择。建议剂量：500毫克，一天两次。

- **谷胱甘肽**：谷胱甘肽可以说是人体中最重要的抗氧化剂，这就是为什么它经常被称为"抗氧化剂大师"。谷胱甘肽能中和细胞中因免疫细胞活动、解毒，甚至日常能量生产而形成的极具破坏性的自由基。谷胱甘肽还有助于回收其他抗氧化剂，如维生素C和维生素E，它们对氧化压力也有保护作用。谷胱甘肽能保持可以关闭过度免疫反应的调节性T细胞的功能。[36]在动物模型中，谷胱甘肽能够降低类风湿性关节炎抗体的水平，这些抗体通常用于跟踪疾病活动。[37]由于误导型免疫类型会发生组织损伤，所以谷胱甘肽是非常必要的。

那么，能从哪里得到这种神奇的物质呢？我们在体内制造谷胱甘肽的来源是半胱氨酸、谷氨酰胺、甘氨酸和硫氨酸等氨基酸，大量的这些氨基酸存在于卷心菜、西蓝花和甘蓝等十字花科蔬菜中。几乎每个人都可以从谷胱甘肽中获益，但误导型免疫类型有如此高的氧化压力、组织损伤和炎症，我建议你进一步补充谷胱甘肽。最好且经济的方法是服用N-乙酰半胱氨酸，也被称为NAC。这是谷胱甘肽最重要的前体，如果储存被耗尽，它将帮你跟上需求。建议NAC用量：每天600~1200毫克。

你可以服用谷胱甘肽本身，但缺陷是它的口服吸收率不高，而且价格相当昂贵。它闻起来有点像臭鸡蛋。尽管如此，它已被制成舌下制剂和脂质体制剂，以便更好地吸收。建议谷胱甘肽用量：500毫克，每天两次。

- **冬虫夏草：**冬虫夏草也被称为毛毛虫真菌，因其抗衰老和心脏支持功能而受到重视。它还有抗炎作用，对自身免疫性疾病患者有帮助。它可以增加调节性T细胞与Th17的比例。每天服用三次一种由冬虫夏草制成的名为Corbin胶囊的药物，被发现可以改善自身免疫性甲状腺疾病患者的疾病严重程度指标。[38]尽管这种药物只在中国有售，但合成的冬虫夏草却很容易买到。建议用量：每天1000毫克。

- **雷公藤（TG）：**著名的中草药，其活性成分为雷公藤红素。它已经在许多临床试验中得到评估，发现它对治疗牛皮癣、红斑狼疮、类风湿性关节炎和溃疡性结肠炎等有效。[39]在类风湿性关节炎中，它可以防止骨和软骨的侵蚀，在克罗恩病中，它被发现与普通药物硫唑嘌呤一样有效，可以防止手术后复发。它可以阻断多种炎症通路，引导T细胞极化，使其不产生Th17。[40]建议用量：由于TG没有标准化，所以没有绝对的推荐剂量，尽管克罗恩病患者的有效剂量是1.5毫克/千克体重。我会咨询中医专家以获得适当的剂量。

- **熊果酸：** 这是另一种由于其在消除自身免疫疾病方面的有效性而越来越受到关注的化合物。在动物研究中，它被发现可以通过降低疾病指标和Th17细胞来抑制自身免疫性关节炎。[41] 熊果酸是一种存在于苹果皮中的天然成分，也存在于牛至、罗勒、百里香和迷迭香等草药中。建议用量：每天300毫克。

因为每个人都有独特的免疫系统失衡，所以免疫力恢复计划应该根据需要来制订，这就是为什么下一章可能是本书最重要的一章。许多健康书籍向你抛出一页又一页的建议——充满了补充剂、食物以及生活方式的实践和练习，却没有告诉你从零开始要怎么做。我并不期望你遵循工具箱中的每一条建议，服用每一种补充剂。事实上，如果你从睡眠、压力、肠道健康、毒素和营养等章节中各选择一项建议，并将这些干预措施纳入你的日常生活中，就会获得最佳效果。此外，开始服用三种与你的免疫类型相对应的补充剂。我要求你在做出判断之前至少坚持30天。一旦你适应了新的生活方式，就可以在日常生活中加入更多工具箱中的建议和补充剂。

11

免疫力恢复计划一览表

　　我的目标是让你从本书第Ⅱ部分中获取所有数据，并将其付诸行动，这样你就能对未来的健康感受到活力、自信和安全。我承认，信息量很大，这也是我写本章的原因。在这里，我要求你填一份免疫力恢复计划一览表。它会帮助你从每一章中挑选行动项——关于睡眠、压力、肠道健康、毒素和营养——以及补充剂，来纳入你在免疫力恢复计划的前30天。这样一来，你就清楚了自己的前进道路，可以在这30天里随时参考，加强记忆或是激励自己坚持执行项目。

　　你会注意到，有些方框是空白的——这不是错误！我已经在最初的行动项目中写了每个具有该免疫类型的人在最初的30天内应该采取的行动，然后留下了空白，让你从第Ⅱ部分的每一章中选择一个你认为最可行的建议。记住，如果你有不止一种免疫类型，请先按照主要免疫类型的计划进行。之后你可以重新进行四种免疫类型的测验，看看主要免疫类型是否发生了变化，然后再计划下一步。

　　我为什么要这样做？因为个性化远远比免疫类型重要。我们都有不同的习惯、挑战、时间表、预算和优先事项。我不是来给你规定性的计划，让你必须改变整个生活来遵循——我是来帮你以最适合你的方式来重新平衡免疫系统，而不是让你觉得自己在逆流而上！

创建个性化免疫恢复计划

要创建免疫力恢复计划一览表，首先要找到与主要免疫类型相对应的图表。看看我已经为你列出的信息。然后回去阅读第Ⅱ部分的工具箱，从每个工具箱中选择一个（在最初30天）感觉最可行的建议，并把它写在空白处。你可能会想为每个生活方式支柱采用一个以上的工具箱行动项目，但我建议你在最初的30天里集中精力在每个方面只采取一项行动，这样就可以把它们变成习惯。然后，如果你觉得舒服，在接下来的30天里为每个基本支柱增加第二个行动项目，以此类推。记住，你可以在最初30天开始服用最多3种补充剂，并在加入更多补充剂之前至少持续60天。

虚弱型免疫类型一览表

目标：通过增加Th1细胞和细胞因子，以及加强B细胞的活性和抗体及自然杀手细胞的产生，来增强免疫系统。

基本支柱：睡眠	补充剂（前60天）
– 睡前2小时内避免所有蓝光	1）褪黑素，睡前1小时3毫克
–	2）
–	3）
生活方式支柱：	

我该如何减少压力（挑选1个工具箱项目）：

我该如何投资肠道健康（挑选1个工具箱项目）：

我该如何为生活排毒（挑选1个工具箱项目）：

我该如何改善营养状况（挑选1个工具箱项目）：

闷烧型免疫类型一览表

目标：瓦解炎症的原因并加速其解决，以避免慢性免疫激活的循环。

基本支柱：营养	补充剂（前60天）
– 减少对添加糖的摄入	1）姜黄素，1000毫克，每天两次，与食物一起食用
–	2）
–	3）

生活方式支柱：

我该如何优化睡眠（挑选1个工具箱项目）：

我该如何减少压力（挑选1个工具箱项目）：

我该如何投资肠道健康（挑选1个工具箱项目）：

我该如何为生活排毒（挑选1个工具箱项目）：

过度活跃型免疫类型一览表

目标：通过增加Th1细胞和细胞因子，以及加强B细胞的活性和抗体及自然杀手细胞的产生，来增强免疫系统。

基本支柱：毒素	补充剂（前60天）
– 清理你的清洁产品	1）槲皮素，1000毫克，每天两次，与食物一起食用
–	2）
–	3）
生活方式支柱：	

我该如何优化睡眠（挑选1个工具箱项目）：

我该如何减少压力（挑选1个工具箱项目）：

我该如何投资肠道健康（挑选1个工具箱项目）：

我该如何改善营养状况（挑选1个工具箱项目）：

误导型免疫类型一览表

目标：抑制过度炎症，阻止破坏性的Th17细胞活性，这种活动使自身免疫性疾病中的组织破坏持续存在，并通过增加调节性T细胞，按下过度免疫反应的关闭开关。

基本支柱：肠道健康	补充剂（前60天）
– 做消除性饮食	1）维生素D，每天至少2000国际单位，与食物一起食用
–	2）
–	3）
生活方式支柱：	

我该如何优化睡眠（挑选1个工具箱项目）：

我该如何减少压力（挑选1个工具箱项目）：

我该如何为生活排毒（挑选1个工具箱项目）：

我该如何改善营养状况（挑选1个工具箱项目）：

当开始免疫力恢复计划时，你应该期待什么？

一旦你填好了免疫力恢复计划一览表，你就可以进入第一个30天了。在开始之前，你还有什么需要了解的吗？

首先，我建议你用日记或数字日历来跟踪你的进展，随着你的进展记下感受。如果你没有密切注意，就很容易忽视你的健康和福祉的小的渐进式改善。记录下你的症状可以帮助你注意到这些小的改善，并防止你灰心丧气。

其次，请记住，你的免疫类型是经过几个月甚至几年才形成的，所以耐心很重要。这个免疫力恢复计划持续30天，但它不是排毒或清洁，它被设计为长期生活方式改变的一个跳板。我建议在前30天少关注你的目标，多关注建立感觉可行的习惯。持续这样做，随着时间的推移，你会注意到身体不容易有炎症，精力会增加，症状也会得到改善。

我知道这看起来很慢，但如果你这样做，新的习惯就更有可能坚持下去。毕竟，彻底的转变不会在一夜之间发生。小的变化加起来，在你意识到之前，你就会变得感觉良好。事实上，研究表明，形成新的习惯并使其保持下去，平均需要66天的时间！我们大多数人有一些根深蒂固的不健康的习惯已经保持了很长时间，所以要善待你自己。真正塑造你未来的是你的日常习惯随着时间的推移所产生的复利。正如《掌控习惯》一书的作者詹姆斯·克利尔（James Clear）所说的："习惯往往看起来没有什么区别，直到你跨过一个关键的门槛，解锁一个新层次的表现。"我每天都在我的病人身上看到同样的情况。当你感觉很糟糕，而且已经糟糕了这么久的时候，积极的结果似乎遥不可及。我的许多病人对该怎么做感到困惑，他们的医生也没有给他们带来希望。也许像你一样，他们尝试了在博客上看到的一些饮食方法，或服用了一段时间的免疫"增强"维生素，但他们放弃了，因为他们没有注意到任何变化。我明白！这就是为什么我提炼出我所知道的最有影响力的步骤，让你可以采取这些步骤来恢复和平衡免疫系统。

我希望我可以说有一个一夜之间的黑客或神奇的药丸来瞬间改变免疫系统的健康，然而并没有。但是，如果你遵循这些步骤，对自己和自己的身体有点耐心，变化就会发生。我在我的病人身上一次又一次地看到这一点，他们通过坚持不懈和相信自己身体与生俱来的愈合能力，突破了自己的门槛。

实验室检测和四种免疫类型

你已经做了四种免疫类型的测验，现在你已经很清楚自己的主要免疫类型，甚至是次要免疫类型。你可能想知道，有什么方法可以证明你的测验结果是准确的呢？在我的诊所里，我通常通过病人的健康史和当前的症状来诊断免疫类型——类似于进行四种免疫类型测验，但我也通过血液检查来确定。虽然我显然不能为每一个阅读本书的人安排实验室检测，但我可以给你提供我为每一种免疫类型所做的测试，这样你就能掌握正确的信息，并能与你的医疗保健专业人员合作来确定你的免疫类型。这不是必须的，但如果你在一个以上的免疫类型上得了高分，或在两个免疫类型上打了平手，或只是想确定自己的测验结果，那么它可能会有帮助。得到确定你免疫类型的实验室检测结果也可以帮助你保持动力，坚持健康生活方式的变化，并可以作为跟踪你的进展的一种方式。

因此不再赘述，以下是我为每种免疫类型建议的实验室检测。

1. 虚弱型免疫类型的实验室检测

- 全血细胞计数：被称为CBC，是常规的贫血筛查测试。它还可以测量你的白细胞总数，包括中性粒细胞、单核细胞（巨噬细胞）和淋巴细胞（统称为T细胞和B细胞）。如果白细胞计数总体偏低或淋巴细胞和中性粒细胞的百分比偏低，这可以提示你有问题。我建议所有免疫类型的人都要进行全血细胞计数。

- CD4/CD8比率：这个测试测量你的辅助性T细胞和杀伤性T细胞的比例。在艾滋病危机期间，低辅助性T细胞计数表明病毒正在破坏免疫系统，这是不祥的信号。我们还知道，CD4数字滞后是免疫系统老化速度超过其应有速度的标志。其推论是，老年人的CD4数量正常是免疫系统强健的标志。事实上，在瑞典对健康的百岁老人进行的一项研究发现，他们的CD4/CD8比率与年轻人一样！[1] 正常范围：1.5至2.5或以上。

- 总的免疫球蛋白：这是对你的总抗体供应的测量。它并不能告诉你是否对特定感染有保护，只是告诉你大约有多少可使用的抗体。虽然这种情况很罕见，但成年人一直可能相对健康，但随后被发现总IgG或IgA的水平较低或处于正常范围边缘。这很重要，因为IgG是保护我们长期免受感染的一类抗体，而IgA是保护我们呼吸道和消化道表面的抗体。低IgG可能非常严重，但必要时可以通过静脉注射捐赠者的免疫球蛋白来长期治疗。低IgA无法治疗，但也没有那么严重，了解自己的状况可以让你采取额外的预防措施来防止生病。

· 艾巴氏病毒（EBV）抗体：世界上大约90%的人都曾经感染过EBV，即导致单核细胞增多症的病毒，通常是在儿童或青少年时期。因此，我们大多数人会有EBV抗体，即使我们不记得自己得过病。这是完全正常的。然而，称为早期抗原D的测试结果升高可能意味着病毒被重新激活并开始复制，表明我们的免疫系统抑制病毒的能力减弱。

2.闷烧型免疫类型的实验室检测

（1）C反应蛋白（CRP）：这是我们对炎症的最佳测试之一。特别是需要高灵敏度的CRP测试。这是一个更敏感的测试，特别是对于血管中的炎症。它能检测促炎症细胞因子IL-6的水平。正常范围：小于3.0mg/L。

（2）血红蛋白A1c和空腹胰岛素：单独检测你的血糖水平，在你接受检测的当天可能是正常的。血红蛋白A1c是很好的测试，因为它可以提供你过去90天的平均血糖。空腹胰岛素更进一步。即使血糖正常，空腹胰岛素的升高也可能表明你的胰腺正在过度工作，以产生足够胰岛素来降低你的血糖。这两种血液检查都很容易预约。正常范围：血红蛋白A1c小于5.7%；空腹胰岛素3~8uIU/mL。

（3）氧化的低密度脂蛋白：这个测试的结果如果偏高，表明胆固醇颗粒被损坏或氧化。氧化的低密度脂蛋白会刺激炎症，特别是在血管中，它是对心脏病发作和冠状动脉疾病的良好预测测试。正常范围：小于60 U/L。

3. 过度活跃型免疫类型的实验室检测

过度活跃型免疫类型的实验室检测主要是寻找Th2优势的迹象，这可以通过以下测试来揭示：

（1）嗜酸性粒细胞计数：这是在常规CBC中测量的，当升高时可能是过敏或寄生虫感染的迹象。任何高于3%的数值都是不正常的。

（2）IgE免疫球蛋白：当它升高时，总是与过度活跃型免疫类型相关联。正常范围：小于114 kU/L。

（3）寄生虫：由于寄生虫的复制方式比较狡猾，即使你被感染了，它们也常常在排泄物检查中被遗漏。但是如果检查显示有寄生虫，则表明已转为Th2主导。

你能从排泄物测试中了解到什么？

你能从排泄物测试中得到的信息在不同的实验室中差异很大。大多数国家连锁实验室对不同的细菌感染进行排泄物检测，如幽门螺杆菌、沙门氏菌、艰难梭菌、寄生虫和一些病毒。然而，专业的实验室公司有更全面的、一体化的测试，以评估真正发生了什么。做这些测试的好处是，你会了解到：

- 你的肠道发炎的程度。
- 你对脂肪、蛋白质和碳水化合物的消化情况如何。
- 你有多少好细菌，以及它们的模式是什么。
- 你有多少致病细菌和寄生虫。

总的来说，这些实验室测试能对你的整个肠道健康做深入分析，当你试图改变你的免疫健康时，这是非常重要的信息。

4.误导型免疫类型的实验室检测

（1）全血细胞计数：正如我在虚弱型免疫类型实验室检测部分所讨论的，这种简单的血液检查可以给你提供很多信息。你可能看到的表明Th17活动增加的变化是中性粒细胞计数高。这些白细胞总是参与组织破坏。

（2）维生素D水平（25-羟基维生素D）：因为维生素D是重要的免疫调节剂，而维生素D缺乏与自身免疫疾病有关，为了达到最佳健康状态，你希望有足够高的水平，在50~80纳克/毫升之间。你经常会被告知，水平是正常的，只是因为它们落在更广泛的实验室范围内，即30至100纳克/毫升。接近30的水平被认为对骨骼健康来说是"足够的"，但为了优化免疫健康，你需要达到更高的目标。关于预防病毒感染的研究表明，更高的维生素D水平是必要的。[2]事实上，低维生素D水平与流感和COVID-19的高死亡率有关。[3]如果你服用过多的维生素D，有可能出现维生素D过多症，但这种情况很少。我建议在补充8周后检查维生素D水平，以确保你在范围内。

（3）C反应蛋白（CRP）：与闷烧型免疫类型一样，我会想测量CRP的水平，因为它随着Th17细胞和破坏性细胞因子IL-6的活动增加而上升。它给我们提供了某种意义上的炎症水平。

（4）常见的自身免疫性抗体：我会做几种这类抗体的一组测试，这些抗体可能在出现症状前几年就已经显示出来了。

    a. ANA：最重要的一种抗体是ANA（抗核抗体），它是针对我们细胞核内容物的抗体。ANA在红斑狼疮和其他疾病中常常升高。

    b. 抗TPO和抗甲状腺球蛋白：在自身免疫性甲状腺疾病中，抗TPO和抗甲状腺球蛋白抗体会升高。

    c. 乳糜泻抗体：乳糜泻的筛查很重要，包括组织转谷氨酰胺酶抗体（tTG-IgA）和IgA内肌抗体（EMA），以及免疫球蛋白A和G的水平。如果总IgA和总IgG较低，不仅表明有潜在的免疫缺陷，而且还会使乳糜泻和感染的筛查测试变得不那么可靠。

    d. 病毒抗体：疱疹病毒家族中的病毒，如艾巴氏病毒（EBV）、疱疹病毒（HSV）和巨细胞病毒（CMV）的抗体水平在误导型免疫类型中可能升高，并将继续推动炎症反应。

（5）IgG食物敏感测试和微生物组排泄物测试：这些可能很难通过家庭医生得到，但你可以通过功能医学医生得到。自身免疫性疾病患者常有肠漏问题，并经常出现食物过敏。识别并停止食用你敏感的食物是至关重要的，因为它们只会加剧炎症。最后，全面的排泄物测试可以检测出肠道内的炎症和隐藏的感染，如寄生虫和幽门螺杆菌，以及健康微生物菌群的模式。这些因素在诱发疾病和维持症状方面起着巨大的作用。

这些测试可能非常有帮助，但我想明确的是，在你开始采取重大措施压制免疫失衡之前，并不一定需要它们作为证据。请记住，虽然大多数测试可以通过主流实验室获得，但一些测试可能只能通过专业实验室进行，而且可能不在保险范围内。

免疫力恢复计划故障排除

当你开始免疫力恢复计划时，肯定会遇到挑战，无论是计划本身还是保持动力。在帮助许多病人完成非常类似的生活方式改变后，我预测了你可能遇到的一些问题，并概述了我对如何克服这些问题的最佳建议。

1.如果不能保持积极性怎么办?

如果你在完成免疫力恢复计划时遇到困难，我有几种不同的建议。但首先，我认为改变可能是困难的，特别是在那些可能给我们带来短期舒适感的事情上，比如我们吃的食物。习惯是根深蒂固的，所以要做出改变可能会感到难以承受，甚至是焦虑。如果你前30天遇到困难，我建议:

- 给朋友打电话:和朋友一起做免疫力恢复计划可以帮助你

保持动力，并使它变得更加有趣。此外，你还可以帮助你所爱的人改善他们的健康状况！

· 依靠健康教练：健康教练是一些最被低估的健康专家，他们可以帮助你保持动力和坚持任务。只要确保他们有某种类型的官方证书和培训（"健康教练"不是规范术语，任何人都可以称自己为健康教练，即使没有任何官方培训）。关于健康教练最好的一点是，他们中的许多人可以进行电话或虚拟会议，所以你可以找到一个合适的教练，而不受地点限制。

· 写下你的"为什么"：你拿起这本书是有原因的。也许你已经厌倦了被办公室里的每一次咳嗽和感冒传染；也许你每天都在为自身免疫性疾病的疼痛而烦恼；也许你的过敏症越来越严重，你正在考虑搬到另一个州。不管你的原因是什么，把它写在给自己的信中，每周读一次。这将使你与你的动机重新联系起来，并帮助你保持信心！

2. 如果不确定自己的免疫类型是否正确怎么办？

我建议重新进行四种免疫类型的测验，尽量诚实地回答。你可以做推荐的实验室测试，这将为你提供额外的信息。你也可以做第5章至第9章中推荐的所有干预措施——它们对每一种免疫类型都有真正的帮助。开始服用为你的免疫类型推荐的保健品，但是，如果60天后你没有感觉到健康有任何改善，请与卫生保健专业人员讨论如何进一步评估。

3.如果在开始免疫力恢复计划后感觉更糟怎么办？

在好转之前感觉更糟是很有可能的，但这应该保持在合理范围内。有时，当你戒掉糖、小麦、乳制品和含咖啡因的饮料等食物时，实际上会经历戒断期。可能会感到有点疼痛、烦躁和疲惫，而且可能会在几天到一周内想吃糖或这些其他食物。这是很正常的，不正常的是严重疼痛，胃肠道问题增加，或症状加重，特别是慢性病的症状加重。如果发生这些情况，请停用所有补充剂并咨询医生。

4.如果对补充剂没有把握怎么办？

近年来，补充剂已经有了一定声誉，诚然，补充剂行业中也有一些人对赚你的钱比支持你的健康更感兴趣。尽管如此，有一些品牌仍然致力于创造最高质量的产品，而且我确实相信补充剂是重新平衡免疫类型的重要部分。如果你决定不用补充剂，那么尽量多吃该营养素的食物来源和尽可能多的水果和蔬菜，仍然会从中受益。

5.如果没有得到医生的支持怎么办？

不幸的是，许多医生会告诉你，营养和生活方式的改变不会影响健康。如果医生不鼓励你做健康生活方式的改变，请回到第1章中题为"好消息——培养>天生"的部分，在那里我列出了关于健康生活方式如何无可争辩地预防或减少健康问题的统计数据。好的医生会支持你选择更健康的生活方式，如果不支持，可能是时候寻求第二种意见了！

6.你已经完成了第一个30天，之后怎么办？

　　你感觉如何？拍拍自己的背，庆祝自己完成了30天的改掉坏习惯和养成新习惯的目标。利用这个时间，评估一下你的总体感觉。你是否注意到精力、情绪、消化或其他症状有任何变化？是否感觉炎症少了些？回到工具箱，从每个类别中选择一个在下个月努力做到的新的生活方式变化，只是不要忘记其他的好习惯。如果你在开始这个项目之前有任何不正常的实验室测试结果，在60天之后再去检查一下，特别是如果你正在服用补充剂，比如维生素D。如果仍然有明显的炎症、过敏、自身免疫性疾病或其他疾病的症状，你可以回到补充剂列表中，以确保你服用的是最大剂量。此外，可以根据自己的类型再添加一到两种补充剂。

　　在最初的30天后，我建议重新进行四种免疫类型测验，看看有多大改善。但我希望你不需要通过测验来告诉自己感觉好些了。我希望你能注意到自己精力、情绪、疼痛、其他症状和整体健康方面的改善。免疫力恢复计划是可以持续进行的，所以严格来讲，你永远不必停止这个计划！它可以一次又一次地进行，你可以定期重新进行测验，看看主要免疫类型是否已经改变。

总　结

终身免疫平衡的秘密

在本书最后我想说的这些话，我想了很久，这也是我多年研究和学习的结晶。那就是：你的免疫系统在不断地变化和适应，当你选择吃什么、睡多少、做多少运动以及如何管理压力时，你有机会做出巨大的改变来改善每天的身体状态。无论你是否有炎症，是否有过敏或自身免疫性疾病，是否总是疲惫和生病，遵循免疫力恢复计划将使你走上痊愈之路。

这就是我每天教给病人的东西，现在你读了这本书，就有了工具和知识，可以让免疫系统像一台运转良好的、有效的战斗机器一样运行。也许你已经开始在生活中做出改变，将免疫力恢复工具箱中的一些步骤纳入其中；也许你开始每晚使用防蓝光眼镜，每天服用姜黄素，每天冥想15分钟，还有，我猜，规律地在早餐时吃些绿色食物。无论你采取什么措施，都要坚持下去。随着时间的推移，你的身体会用更好的免疫健康、更多的精力和更少的炎症、疼痛和痛苦来回报你。

我写这本书的主要目的之一是揭开免疫系统的神秘面纱，因为对于普通人来说，它可能令人生畏。我是说，即使专家也没有所有的答案！我仍然对每个人身体里都有的这一系统的智能感到惊奇。每天，我们都会发现越来越多的免疫秘密，使我们越来越接近健康最大化，也更长寿。在过去几年中的发现包括：一种新型的保护大脑的巨噬细胞可能有助于预防阿尔茨海默病，使用纳米技术增加免疫耐受性和减少食物过敏的新方法，当然还有mRNA疫苗的兴起，在创纪录的时间内扑灭全球大流行。我们还在了解自己的情绪状态、童年成长和社会关系如何影响我们的复原力，以及这些因素如何在影响免疫系统方面取得巨大进展。在世界上还有许多动荡和混乱的时候，了解这种关系对健康至关重要。

科学家和普通大众都需要继续探索，了解气候变化、人口增长、动物栖息地的破坏以及环境毒素与免疫健康之间的关系。我们知道，"新型"病毒对我们来说是新的，但它们几百年来一直潜伏在地球上的其他宿主身上，慢慢地复制和变异，直到环境发生变化，发生溢出，使我们正好处于病毒的路径上。我们还知道，正如我简要提到的，大规模环境污染正在改变免疫系统的发展方式以及它们如何在整个生命中发挥作用。我们甚至从祖先那里继承了由几代人之前发生的环境因素引起的表观变化。身体尽可能地适应生态系统和外部威胁的变化，但它们的速度有限。进化适应需要几千年的时间，而我们的星球正在迅速变化，我们几乎跟不上。我这么说并不是要让你沮丧，而是要让你明白，免疫系统不断受到身体内外变化的影响。免疫系统具有令人难以置信的学习能力，并将在我们遇到新的挑战时继续这样做，但我们需要通过在生活中给予它支持和保护来帮助它。

我想给你带来希望，让你有能力掌控自己的健康，无论此刻你多么沮丧。由于免疫系统十分复杂，你似乎无法控制发生在你身上的事情。事实上，最困扰我的事情之一是，当病人被其他医生告知，除了开药和建议病人接受新的命运之外，这些医生什么也做不了。这是完全错误的，不仅没有服务好病人，而且在我看来，这也表明该医生缺乏学习的愿望或责任。我们必须跳出框架，不要只抱着20年前有效的方法不放。如果这样推理，我们就不会有iPads、Uber、Venmo、Alexa或其他许多改变我们生活的技术进步。

我非常相信现代医学，但不是以牺牲人体的整体治愈能力为代价。凯利·A.特纳博士（Dr. Kelly A. Turner）在她的《癌症全面缓解》一书中采访了数百名医生及其病人，这些癌症病人在常规治疗方法失败后仍然活了下来。她发现，这些幸存者往往有这些特征和习惯：

1. 改变了自己的饮食习惯。

2. 掌控了自己的健康。

3. 遵循了自己的直觉。

4. 使用了草药和补充剂。

5. 释放了压抑的情绪。

6. 增加了积极的情绪。

7. 拥抱了社交的支持。

8. 加深了对精神世界的追求。

9. 有强烈的活下去的理由。

我希望，通过对自己的免疫系统及其劣势和优势的深入了解，通过对自己的免疫类型的了解，通过为自己的免疫系统量身定做的滋养、保护、安抚、强化和重定向计划，你也能达到免疫平衡，健康长寿。

致　谢

在我们所有人都不知道全球大流行病即将暴发之前，我就埋下了写这本书的种子。但从某种程度上说，小小的病毒就能让世界陷于瘫痪的事实更激发了我继续写这个对所有人都如此重要和必不可少的主题——个人免疫系统。

我在实现写书的梦想的路上受到了许多人的帮助。我想特别感谢其中的几个人，没有他们，这本书就不会出现。

首先，如果没有我出色的经纪人希瑟·杰克逊（Heather Jackson），我就不会获得这个机会。我很幸运宇宙安排我们相遇，并让你提出"你有没有想过写一本书"的问题。你坚定不移的鼓励，以及帮我把想法可视化的不可思议的能力，都是非常宝贵的。谢谢你作为我的领航者，并总是为我的最大利益着想。

致我了不起的编辑，Little, Brown Spark 的特雷西·贝哈尔（Tracy Behar）：我感觉我中了彩票。你愿意给我的初稿和我一个机会，我感到非常幸运，有机会在你的指导下创作这本书。你犀利的编辑和反馈是无价的。

致才华横溢的格雷琴·利迪克尔（Gretchen Lidicker），特别合作者：谢谢你让我坚持下去，并在我感到不知所措时逗我开心。我很感激你和你的经验，帮助我组织、提炼，把很复杂的主题写进一本精彩的书里。

致有天赋的设计师马琳·拉格（Marlene Large），你为本书创作了出色的插图：感谢你使四种免疫系统在书中栩栩如生。

致菲尔达斯·达尔巴博士（Dr. Firdaus Dharbar），感谢您如此善良和慷慨地与我分享您的研究和知识：正是像您这样的科学家，每天都在推动免疫学科学的发展，这一点非常关键。

感谢我在莫迪（Moday）中心的超级女性团队，她们让我在这动荡的一年中得以生存和发展：感谢凯莉·麦克洛里（Kayleigh McClory），她是厉害的营养师，并创造了出圈的社交媒体内容。感谢克里斯蒂·德皮波（Kristie Depippo），是她让我们所有人团结在一起并像运转良好的机器一样运行。感谢你们俩在这一疯狂时期的灵活性。没有你们，我不可能写完这本书。

致鼓舞人心的凯蒂·高亚苏博士（Dr. Katie Takayasu）：我很庆幸我们在亚利桑那州找到了彼此，成为综合医学的研究员。感谢你的贤明建议、理智检查，以及真正的友谊。

感谢杰森（Jason）和科琳·沃乔布（Colleen Wachob）以及mindbodygreen团队向世界传播健康信息，并一路支持我和其他功能医学从业者。

多年来我从众多医生、科学家和其他从业者身上学到了很多，我是站在许多人的肩膀上。无论是在现实生活中还是在网上，我一直受到了许多杰出开拓者的激励和支持。特别感谢格蕾丝·刘博士（Dr. Grace Liu），又名肠道之神，你教会了我很多关于肠道微生物组的知识——你太棒了。

致我的病人，你们也是我的老师，你们是我从事这项工作的原因，每天都激励着我。谢谢你们。

我非常感谢在本书写作期间给我发电子邮件、发短信和问候我的许多朋友。特别是山姆·韦格曼（Sam Wegman）：在过去的一年里，我们频繁的鼓励谈话和你坚定不移的安抚，对我的帮助比你知道的更大。

致我不可思议的AFL姐妹们和SS部落：我们在现实生活中可能从未见过面，但你们的培育之言、智慧和笑声使我变得更好。我衷心地感谢你们每一个人。

我很幸运，我有了不起的兄弟姐妹和大家庭，他们总是支持我——特别是我的父母，佩吉（Peggy）和唐纳德·莫迪（Donald Moday），他们总是鼓励我写作和开拓自己的道路。你们将永远是我最好的啦啦队。

最后，感谢我最好的伴侣艾丽卡（Erica），你的耐心、爱和理解是无法估量的。当我的信心减弱时，你一直给我加油打气，给我做饭，给我空间，并提醒我享受生活。你使这疯狂的一年变得相当精彩。谢谢你成为我的磐石。

推荐阅读

人们经常问我："怎样才能找到功能医学医生或专家来合作？"功能性和综合性医学有几个优秀的培训项目，而从业人员有不同的背景、专业知识和培训水平。

可以从下面这些地方找起：

功能医学研究所。可以在他们的从业人员数据库中寻找"认证的"从业人员。https:// www.ifm.org/find-a-practitioner/

美国抗衰老医学会（A4M）是长寿医学、新陈代谢复原力和全人护理方面持续医学教育的公认全球领导者。https://www.a4m.com/find-a-doctor.html

实验室公司

有不少优秀的公司经营着许多功能健康实验室，很适合本书所讨论的测试。下面这些是我经常使用和推荐的公司。大多数情况下这些实验室公司都要求由注册医师开具检验单并进行解读。

微生物组/GI 健康：

- Trio-Smart tests https://www.triosmartbreath.com

- Doctor's Data: www.Doctorsdata.com

- Diagnostic Solutions Laboratory: https://www.diagnosticsolutionslab.com

微量营养素检测：

- Vibrant America: https://www.vibrant-america.com/micronutrient

应激性激素测试：

- Precision Analytical DUTCH test (dried urine test for total comprehensive hormones): https://dutchtest.com

食物敏感性和自身免疫测试：

- VibrantWellness: https://www.vibrant-wellness.com/tests/food-sensitivity

- Cyrex Laboratories: https://www.cyrexlabs.com

测试有机毒物、重金属和霉菌：

- Quicksilver Scientific: https://www.quicksilverscientific.com/testing-products

推荐产品

睡眠：

防蓝光眼镜：

- Swanwick: https://www.swanwicksleep.com

- Bedtime Bulb: https://bedtimebulb.com

阻断蓝光的应用程序和网站：

- F.lux: https://justgetflux.com

- Twilight: https://twilight.urbandroid.org

睡眠追踪器：

- Oura Ring: https://ouraring.com

压力管理：

冥想应用程序：

- Calm: https://www.calm.com

- Headspace: https://www.headspace.com

呼吸技巧：

- 四七八呼吸法：https://www.drweil.com/videos-features/videos/
breathing-exercises-4-7-8-breath

情绪自由技巧：

- Gary Craig Official EFT Training Centers: https://www.emofree.com

- The Tapping Solution: https://www.thetappingsolution.com

环境卫生：

空气净化器：

- Austin Air Systems: https://austinair.com

- Coway Air Purifier: https://www.cowayairpurifiers.com

洁净水系统：

- Aquasana: https://www.aquasana.com

- Berkey Filters: https://www.berkeyfilters.com

补充剂：

市面上有许多优秀的补充剂公司。

- Pure Encapsulations: https://www.pureencapsulations.com

- Thorne: https://www.thorne.com

- Designs for Health: https://www.designsforhealth.com

- Xymogen: https://www.xymogen.com

- Mushroom Revival: https://www.mushroomrevival.com

有关许多其他补充剂公司的独立评论，请访问 ConsumerLab: https://www.consumerlab.com.

注　释

1　免疫功能紊乱的危机

1. Marineli F, Tsoucalas G, Karamanou M, Androutsos G. Mary Mallon (1869–1938) and the history of typhoid fever. *Ann Gastroenterol.* 2013; 26(2):132–134.
2. Arias E. United States life tables, 2008. Natl Vital Stat Rep. 2012 Sep 24; 61(3):1–63. PMID: 24974590.
3. CDC. Heart Disease Facts. Centers for Disease Control and Prevention. Published September 8, 2020. Accessed April 25, 2021. https://www.cdc.gov/heartdisease/facts.htm.
4. Centers for Disease Control and Prevention. National Diabetes Statistics Report, 2020. Atlanta: Centers for Disease Control and Prevention, U.S. Dept of Health and Human Services, 2020.
5. https://www.cdc.gov/media/releases/2017/p0718-diabetes-report.html.
6. https://www.alz.org/alzheimers-dementia/facts-figures.
7. https://www.cdc.gov/nchs/data/hestat/obesity_adult_07_08/obesity_adult_07_08.pdf.
8. The State of Mental Health in America. Mental Health America. Accessed April 25, 2021. https://www.mhanational.org/issues/state-mental-health-america#Key.
9. Autoimmune Diseases. National Institute of Environmental Health Sciences. Accessed April 25, 2021. https://www.niehs.nih.gov/health/topics/conditions/autoimmune/index.cfm.
10. Anderson G. Chronic care: making the case for ongoing care. Princeton (NJ): Robert Wood Johnson Foundation; 2010. http://www.rwjf.org

/content/dam/farm/reports/reports/2010/rwjf54583. Accessed September 1, 2014.

11. Martin CB, Hales CM, Gu Q, Ogden CL. Prescription drug use in the United States, 2015–2016. NCHS Data Brief, no 334. Hyattsville, MD: National Center for Health Statistics. 2019.

12. https://www.cdc.gov/nchs/fastats/drug-use-therapeutic.htm.

13. Brody DJ, Gu Q. Antidepressant use among adults: United States, 2015–2018. NCHS Data Brief, no 377. Hyattsville, MD: National Center for Health Statistics. 2020.

14. Wongrakpanich S, Wongrakpanich A, Melhado K, Rangaswami J. A Comprehensive Review of Non-Steroidal Anti-Inflammatory Drug Use in the Elderly. *Aging Dis.* 2018; 9(1):143–150. Published 2018 Feb 1. doi:10.14336/AD.2017.0306.

15. Centers for Disease Control and Prevention. 2018 Annual Surveillance Report of Drug-Related Risks and Outcomes—United States. Surveillance Special Report. Centers for Disease Control and Prevention, U.S. Department of Health and Human Services. Published August 31, 2018.

16. Salami JA, Warraich H, Valero-Elizondo J, et al. National Trends in Statin Use and Expenditures in the US Adult Population from 2002 to 2013: Insights from the Medical Expenditure Panel Survey. *JAMA Cardiol.* 2017; 2(1):56–65. doi:10.1001/jamacardio.2016.4700.

17. https://medicine.wustl.edu/news/popular-heartburn-drugs-linked-to-fatal-heart-disease-chronic-kidney-disease-stomach-cancer/#:~:text=More%20than%2015%20million%20Americans%20have%20prescriptions%20for%20PPIs.

18. https://www.drugwatch.com/featured/is-your-heartburn-drug-necessary/#:~:text=PPIs%20come%20with%20rare%20but,even%20when%20they%20shouldn't.

19. Villarroel MA, Blackwell DL, Jen A. Tables of Summary Health Statistics for U.S. Adults: 2018 National Health Interview Survey. National Center for Health Statistics. 2019. Available from: http://www.cdc.gov/nchs/nhis/SHS/tables.htm. SOURCE: NCHS, National Health Interview Survey, 2018.

20. Felger JC. Role of Inflammation in Depression and Treatment Implications. *Handb Exp Pharmacol.* 2019; 250:255–286. doi:10.1007/164_2018_166.

21. Strachan DP. Hay fever, hygiene, and household size. *BMJ.* 1989; 299(6710): 1259–1260. doi:10.1136/bmj.299.6710.1259.

22. Bloomfield SF, Rook GA, Scott EA, Shanahan F, Stanwell-Smith R, Turner P. Time to abandon the hygiene hypothesis: new perspectives on allergic disease, the human microbiome, infectious disease prevention and the role of targeted hygiene. *Perspect Public Health*. 2016; 136(4):213–224.

23. https://www.hsph.harvard.edu/news/hsph-in-the-news/doctors-nutrition
   -education/#:~:text=%E2%80%9CToday%2C%20most%20medical%20
   schools%20in,in%20nutrition%2C%20it's%20a%20scandal.

24. http://www.imperial.ac.uk/news/177778/eating-more-fruits-vegetables
   -prevent-millions/.

25. Liu YZ, Wang YX, Jiang CL. Inflammation: The Common Pathway of Stress-Related Diseases. *Front Hum Neurosci*. 2017; 11:316. Published 2017 Jun 20. doi:10.3389/fnhum.2017.00316.

26. https://health.clevelandclinic.org/how-environmental-toxins-can-impact
   -your-health/.

27. Yang Q, Zhang Z, Gregg EW, Flanders WD, Merritt R, Hu FB. Added sugar intake and cardiovascular diseases mortality among US adults. JAMA Intern Med. 2014;174(4):516–524. doi:10.1001/jamainternmed.2013 .13563.

28. Moling O, Gandini L. Sugar and the Mosaic of Autoimmunity. *Am J Case Rep*. 2019; 20:1364–1368. Published 2019 Sep 15. doi:10.12659/AJCR .915703.

29. Prossegger J, Huber D, Grafetstätter C, et al. Winter Exercise Reduces Allergic Airway Inflammation: A Randomized Controlled Study. *Int J Environ Res Public Health*. 2019; 16(11):2040. Published 2019 Jun 8. doi:10.3390/ijerph16112040.

2　免疫力101——了解你的免疫军队

1. Carvalheiro H, Duarte C, Silva-Cardoso S, da Silva JAP, Souto-Carneiro, MM. (2015), CD8+ T Cell Profiles in Patients with Rheumatoid Arthritis and Their Relationship to Disease Activity. *Arthritis & Rheumatology*, 67: 363–371.

2. Pender MP. "CD8+ T-Cell Deficiency, Epstein-Barr Virus Infection, Vitamin D Deficiency, and Steps to Autoimmunity: A Unifying Hypothesis." *Autoimmune Diseases*, vol. 2012, Article ID 189096, 16 pages, 2012.

3 慢性炎症——免疫系统失调的核心问题

1. Ciaccia L. Fundamentals of Inflammation. *Yale J Biol Med*. 2011; 84(1): 64–65.

2. Micha R, Mozaffarian D. Saturated fat and cardiometabolic risk factors, coronary heart disease, stroke, and diabetes: a fresh look at the evidence. *Lipids*. 2010; 45(10):893–905. doi:10.1007/s11745-010-3393-4.

3. Dhaka V, Gulia N, Ahlawat KS, Khatkar BS. Trans fats-sources, health risks and alternative approach: A review. *Journal of Food Science and Technology*. 2011 Oct;48(5):534–541. doi: 10.1007/s13197-010-0225-8.

4. Yang Q, Zhang Z, Gregg EW, Flanders WD, Merritt R, Hu FB. Added Sugar Intake and Cardiovascular Diseases Mortality Among US Adults. *JAMA Intern Med*. 2014; 174(4):516–524. doi:10.1001/jamainternmed.2013 .13563.

5. Singer K, DelProposto J, Morris DL, et al. Diet-induced obesity promotes myelopoiesis in hematopoietic stem cells. *Mol Metab*. 2014; 3(6):664–675. Published 2014 Jul 10. doi:10.1016/j.molmet.2014.06.005.

6. Basaranoglu M, Basaranoglu G, Bugianesi E. Carbohydrate intake and nonalcoholic fatty liver disease: fructose as a weapon of mass destruction. *Hepatobiliary Surg Nutr*. 2015; 4(2):109–116. doi:10.3978/j.issn.2304-3881.2014.11.05.

7. Sarkar D, Jung MK, Wang HJ. Alcohol and the Immune System. *Alcohol Res*. 2015; 37(2):153–155.

8. Alexopoulos N, Katritsis D, Raggi P. Visceral adipose tissue as a source of inflammation and promoter of atherosclerosis. *Atherosclerosis*. 2014; 233(1):104–112. doi:10.1016/j.atherosclerosis.2013.12.023.

9. Veldhuijzen van Zanten JJCS, Ring C, Carroll D, et al. Increased C reactive protein in response to acute stress in patients with rheumatoid arthritis. *Annals of the Rheumatic Diseases* 2005; 64:1299–1304.

10. Falconer CL, Cooper AR, Walhin JP, et al. Sedentary time and markers of inflammation in people with newly diagnosed type 2 diabetes. *Nutr Metab Cardiovasc Dis*. 2014; 24(9):956–962. doi:10.1016/j.numecd.2014.03.009.

11. Gao N, Xu W, Ji J, et al. Lung function and systemic inflammation associated with short-term air pollution exposure in chronic obstructive pulmonary disease patients in Beijing, China. *Environ Health* 19, 12 (2020). https://doi.org/10.1186/s12940-020-0568-1.

12. Rizzetto L, Fava F, Tuohy KM, Selmi C. Connecting the immune system, systemic chronic inflammation and the gut microbiome: The role of sex. *J Autoimmun*. 2018; 92:12–34. doi:10.1016/j.jaut.2018.05.008.

13. Roivainen M, Viik-Kajander M, Palosuo T, et al. Infections, inflammation, and the risk of coronary heart disease. *Circulation*. 2000; 101(3):252–257. doi:10.1161/01.cir.101.3.252.

14. Pothineni NVK, Subramany S, Kuriakose K, Shirazi LF, Romeo F, Shah PK, Mehta JL. Infections, atherosclerosis, and coronary heart disease, *European Heart Journal*, 2017; 38(43) :3195–3201. https://doi.org/10.1093/eurheartj/ehx362.

15. Rose NR. Infection, mimics, and autoimmune disease. *J Clin Invest*. 2001; 107(8):943–944. doi:10.1172/JCI12673.

16. Cunningham MW. Pathogenesis of Group A Streptococcal Infections. *Clinical Microbiology Reviews* Jul 2000, 13 (3) 470–511. doi: 10.1128/CMR.13.3.470.

17. James JA, Robertson JM. Lupus and Epstein-Barr. *Curr Opin Rheumatol*. 2012; 24(4):383–388. doi:10.1097/BOR.0b013e3283535801.

18. Singh SK, Girschick HJ. Lyme borreliosis: from infection to autoimmunity. *Clin Microbiol Infect*. 2004; 10(7):598–614. doi:10.1111/j.1469-0691.2004.00895.x.

19. Kalish RA, Leong JM, Steere AC. Association of treatment-resistant chronic Lyme arthritis with HLA-DR4 and antibody reactivity to OspA and OspB of Borrelia burgdorferi. *Infect Immun*. 1993; 61(7):2774-2779. doi:10.1128/IAI.61.7.2774-2779.1993.

20. Liu Y, Sawalha AH, Lu Q. COVID-19 and autoimmune diseases. *Curr Opin Rheumatol*. 2021; 33(2):155–162. doi:10.1097/BOR.0000000000000776.

21. Rehman S, Majeed T, Ansari MA, Al-Suhaimi EA. Syndrome resembling Kawasaki disease in COVID-19 asymptomatic children. *J Infect Public Health*. 2020; 13(12):1830–1832. doi:10.1016/j.jiph.2020.08.003.

22. Saad MA, Alfishawy M, Nassar M, Mohamed M, Esene IN, and Elbendary A, COVID-19 and Autoimmune Diseases: A Systematic Review of Reported Cases, *Current Rheumatology Reviews* (2021) 17:193. https://doi.org/10.2174/1573397116666201029155856.

23. Wang EY, Mao T, Klein J, et al. Diverse Functional Autoantibodies in Patients with COVID-19. Preprint. *medRxiv*. 2020; 2020.12.10.20247205. Published 2020 Dec 12. doi:10.1101/2020.12.10.20247205.

24. Rubin R. As Their Numbers Grow, COVID-19 "Long Haulers" Stump Experts. *JAMA*. 2020; 324(14):1381–1383. doi:10.1001/jama.2020.17709.

25. Mizushima N, Levine B, Cuervo AM, Klionsky DJ. Autophagy fights disease through cellular self-digestion. *Nature*. 2008; 451(7182):1069–1075. doi:10.1038/nature06639.

26. Levine B, Deretic V. Unveiling the roles of autophagy in innate and adaptive immunity. *Nat Rev Immunol*. 2007; 7(10):767–777. doi:10.1038/nri2161.

27. Funderburk SF, Marcellino BK, Yue Z. Cell "self-eating" (autophagy) mechanism in Alzheimer's disease. *Mt Sinai J Med*. 2010; 77(1):59–68. doi:10.1002/msj.20161.

28. Lünemann, J, Münz, C. Autophagy in CD4$^+$ T-cell immunity and tolerance. *Cell Death Differ* 16, 79–86 (2009). https://doi.org/10.1038/cdd.2008.113.

29. Yun CW, Lee SH. The Roles of Autophagy in Cancer. *Int J Mol Sci*. 2018; 19(11):3466. Published 2018 Nov 5. doi:10.3390/ijms19113466.

30. Nakamura S, Yoshimori T. Autophagy and Longevity. *Mol Cells*. 2018; 41(1):65–72. doi:10.14348/molcells.2018.2333.

31. Martinez-Lopez N, Tarabra E, Toledo M, et al. System-wide Benefits of Intermeal Fasting by Autophagy. *Cell Metab*. 2017; 26(6):856-871.e5. doi:10.1016/j.cmet.2017.09.020.

32. Choi IY, Lee C, Longo VD. Nutrition and fasting mimicking diets in the prevention and treatment of autoimmune diseases and immunosenescence. *Mol Cell Endocrinol*. 2017; 455:4–12. doi:10.1016/j.mce.2017.01.042.

4　四种免疫类型测试

1. Rashid T, Ebringer A, Autoimmunity in Rheumatic Diseases Is Induced by Microbial Infections via Crossreactivity or Molecular Mimicry. *Autoimmune Diseases*. 2012, article ID 539282, 2012. https://doi.org/10.1155/2012/539282.

2. Park H, Li Z, Yang XO, et al. A distinct lineage of CD4 T cells regulates tissue inflammation by producing interleukin 17. *Nat Immunol*. 2005; 6(11): 1133–1141. doi:10.1038/ni1261.

3. Weaver CT, Harrington LE, Mangan PR, Gavrieli M, Murphy KM. Th17: an effector CD4 T cell lineage with regulatory T cell ties. *Immunity*. 2006 Jun; 24(6):677–88. doi: 10.1016/j.immuni.2006.06.002. PMID: 16782025.

4. Tesmer LA, Lundy SK, Sarkar S, Fox DA. Th17 cells in human disease. *Immunol Rev*. 2008; 223:87–113. doi:10.1111/j.1600-065X.2008.00628.x.

5. Yasuda K, Takeuchi Y, Hirota K. The pathogenicity of Th17 cells in autoimmune diseases. *Semin Immunopathol*. 2019 May; 41(3):283–297. doi: 10.1007

/s00281-019-00733-8. Epub 2019 Mar 19. Erratum in: *Semin Immunopathol.* 2019 Apr 29. PMID: 30891627.

6. Vignali DA, Collison LW, Workman CJ. How regulatory T cells work. *Nat Rev Immunol.* 2008; 8(7):523–532. doi:10.1038/nri2343.

5 睡眠：身体休眠，免疫充电

1. Vitaterna MH, Takahashi JS, Turek FW. Overview of circadian rhythms. *Alcohol Res Health.* 2001; 25(2):85–93.

2. Comas M, Gordon CJ, Oliver BG, et al. A circadian based inflammatory response—implications for respiratory disease and treatment. *Sleep Science Practice* 1, 18 (2017). https://doi.org/10.1186/s41606-017-0019-2.

3. Carrillo-Vico A, Lardone PJ, Alvarez-Sánchez N, Rodríguez-Rodríguez A, Guerrero JM. Melatonin: buffering the immune system. *Int J Mol Sci.* 2013; 14(4):8638–8683. Published 2013 Apr 22. doi:10.3390/ijms14048638.

4. Provencio I, Jiang G, De Grip WJ, Hayes WP, Rollag MD. Melanopsin: An opsin in melanophores, brain, and eye. *Proc Natl Acad Sci USA.* 1998; 95(1):340–345. doi:10.1073/pnas.95.1.340.

5. Wahl S, Engelhardt M, Schaupp P, Lappe C, Ivanov IV. The inner clock -Blue light sets the human rhythm. *J Biophotonics.* 2019; 12(12):e201900102. doi:10.1002/jbio.201900102.

6. Gradisar M, Wolfson AR, Harvey AG, Hale L, Rosenberg R, Czeisler CA. The sleep and technology use of Americans: findings from the National Sleep Foundation's 2011 Sleep in America poll. *J Clin Sleep Med.* 2013; 9(12):1291–1299. Published 2013 Dec 15. doi:10.5664/jcsm.3272.

7. Chang AM, Aeschbach D, Duffy JF, Czeisler CA. Evening use of light -emitting eReaders negatively affects sleep, circadian timing, and next -morning alertness. *Proc Natl Acad Sci USA.* 2015; 112(4):1232–1237. doi:10.1073/pnas.1418490112.

8. Dimitrov S, Benedict C, Heutling D, Westermann J, Born J, Lange T. Cortisol and epinephrine control opposing circadian rhythms in T cell subsets. *Blood.* 2009;113(21):5134–5143. doi:10.1182/blood-2008-11-190769.

9. Besedovsky L, Lange T, Born J. Sleep and immune function. *Pflugers Arch.* 2012; 463(1):121–137. doi:10.1007/s00424-011-1044-0.

10. Mullington J, Korth C, Hermann DM, et al. Dose-dependent effects of endotoxin on human sleep. *Am J Physiol Regul Integr Comp Physiol.* 2000; 278(4):R947–R955. doi:10.1152/ajpregu.2000.278.4.R947.

11. Imeri L, Opp MR. How (and why) the immune system makes us sleep. *Nat Rev Neurosci.* 2009; 10(3):199–210. doi:10.1038/nrn2576.

12. Kluger MJ, Kozak W, Conn CA, Leon LR, Soszynski D. The adaptive value of fever. *Infect Dis Clin North Am.* 1996; 10(1):1–20. doi:10.1016/s0891-5520(05)70282-8.

13. Reiter RJ, Mayo JC, Tan DX, Sainz RM, Alatorre-Jimenez M, Qin L. Melatonin as an antioxidant: under promises but over delivers. *J Pineal Res.* 2016; 61(3):253–278. doi:10.1111/jpi.12360.

14. Knutson KL, Spiegel K, Penev P, Van Cauter E. The metabolic consequences of sleep deprivation. *Sleep Med Rev.* 2007;11(3):163–178. doi:10.1016/j.smrv.2007.01.002.

15. Spiegel K, Leproult R, Van Cauter E. Impact of sleep debt on metabolic and endocrine function. *Lancet.* 1999; 354(9188):1435–1439. doi:10.1016/S0140-6736(99)01376-8.

16. Knutson KL. Impact of sleep and sleep loss on glucose homeostasis and appetite regulation. *Sleep Med Clin.* 2007; 2(2):187–197. doi:10.1016/j.jsmc.2007.03.004.

17. Dias JP, Joseph JJ, Kluwe B, et al. The longitudinal association of changes in diurnal cortisol features with fasting glucose: MESA. *Psychoneuroendocrinology.* 2020; 119:104698. doi:10.1016/j.psyneuen.2020.104698.

18. Sanyaolu A, Okorie C, Marinkovic A, et al. Comorbidity and its Impact on Patients with COVID-19 [published online ahead of print, 2020 Jun 25]. *SN Compr Clin Med.* 2020; 1–8. doi:10.1007/s42399-020-00363-4.

19. Chiappetta, S, Sharma, AM, Bottino, V, et al. COVID-19 and the role of chronic inflammation in patients with obesity. *Int J Obes* 44, 1790–1792 (2020). https://doi.org/10.1038/s41366-020-0597-4.

20. Lange T, Perras B, Fehm HL, Born J. Sleep enhances the human antibody response to hepatitis A vaccination. *Psychosom Med.* 2003; 65(5):831–835. doi:10.1097/01.psy.0000091382.61178.f1.

21. Taylor DJ, Kelly K, Kohut ML, Song KS. Is Insomnia a Risk Factor for Decreased Influenza Vaccine Response?. *Behav Sleep Med.* 2017; 15(4):270–287. doi:10.1080/15402002.2015.1126596.

22. Cohen S, Doyle WJ, Alper CM, Janicki-Deverts D, Turner RB. Sleep habits and susceptibility to the common cold. *Arch Intern Med.* 2009; 169(1):62–67. doi:10.1001/archinternmed.2008.505.

23. Collins KP, Geller DA, Antoni M, et al. Sleep duration is associated with survival in advanced cancer patients. *Sleep Med.* 2017; 32:208–212. doi:10.1016/j.sleep.2016.06.041.

24. Irwin M, McClintick J, Costlow C, Fortner M, White J, Gillin JC. Partial night sleep deprivation reduces natural killer and cellular immune responses in humans. *FASEB J.* 1996; 10(5):643–653. doi:10.1096/fasebj.10.5.8621064.

25. Hirshkowitz M, Whiton K, Albert SM, et al. National Sleep Foundation's sleep time duration recommendations: methodology and results summary. *Sleep Health.* 2015; 1(1):40–43. doi:10.1016/j.sleh.2014.12.010.

26. Haghayegh S, Khoshnevis S, Smolensky MH, Diller KR, Castriotta RJ. Before-bedtime passive body heating by warm shower or bath to improve sleep: A systematic review and meta-analysis. *Sleep Med Rev.* 2019; 46:124–135. doi:10.1016/j.smrv.2019.04.008.

27. Lillehei AS, Halcon LL. A systematic review of the effect of inhaled essential oils on sleep. *J Altern Complement Med.* 2014; 20(6):441–451. doi:10.1089/acm.2013.0311.

28. McDonnell B, Newcomb P. Trial of Essential Oils to Improve Sleep for Patients in Cardiac Rehabilitation. *J Altern Complement Med.* 2019; 25(12):1193–1199. doi:10.1089/acm.2019.0222.

29. Taibi DM, Vitiello MV. A pilot study of gentle yoga for sleep disturbance in women with osteoarthritis. *Sleep Med.* 2011; 12(5):512–517. doi:10.1016/j.sleep.2010.09.016.

30. Srivastava JK, Shankar E, Gupta S. Chamomile: A herbal medicine of the past with bright future. *Mol Med Rep.* 2010; 3(6):895–901. doi:10.3892/mmr.2010.377.

31. Ngan A, Conduit R. A double-blind, placebo-controlled investigation of the effects of Passiflora incarnata (passionflower) herbal tea on subjective sleep quality. *Phytother Res.* 2011; 25(8):1153–1159. doi:10.1002/ptr.3400.

32. Shechter A, Kim EW, St-Onge MP, Westwood AJ. Blocking nocturnal blue light for insomnia: A randomized controlled trial. *J Psychiatr Res.* 2018; 96:196–202. doi:10.1016/j.jpsychires.2017.10.015.

6　优化压力——好的和坏的

1. Goldstein DS, McEwen B. Allostasis, homeostats, and the nature of stress. *Stress.* 2002; 5(1):55–58. doi:10.1080/102538902900012345.

2. Moreno-Smith M, Lutgendorf SK, Sood AK. Impact of stress on cancer metastasis. *Future Oncol.* 2010; 6(12):1863–1881. doi:10.2217/fon.10.142.

3. Dimsdale JE. Psychological stress and cardiovascular disease. *J Am Coll Cardiol.* 2008; 51(13):1237–1246. doi:10.1016/j.jacc.2007.12.024.

4. Hammen C. Stress and depression. *Annu Rev Clin Psychol.* 2005; 1:293–319. doi:10.1146/annurev.clinpsy.1.102803.143938.

5. Song H, Fang F, Tomasson G, et al. Association of Stress-Related Disorders with Subsequent Autoimmune Disease. *JAMA.* 2018; 319(23):2388–2400. doi:10.1001/jama.2018.7028.

6. Dhabhar FS. Effects of stress on immune function: the good, the bad, and the beautiful. *Immunol Res.* 2014; 58(2–3):193–210. doi:10.1007/s12026-014 -8517-0.

7. Hassett AL, Clauw DJ. The role of stress in rheumatic diseases. *Arthritis Res Ther.* 2010; 12(3):123. doi:10.1186/ar3024.

8. Mawdsley JE, Rampton DS. Psychological stress in IBD: new insights into pathogenic and therapeutic implications. *Gut.* 2005; 54(10):1481–1491. doi:10.1136/gut.2005.064261.

9. Suárez AL, Feramisco JD, Koo J, Steinhoff M. Psychoneuroimmunology of psychological stress and atopic dermatitis: pathophysiologic and therapeutic updates. *Acta Derm Venereol.* 2012; 92(1):7–15. doi:10.2340/00015555-1188.

10. Chen E, Miller GE. Stress and inflammation in exacerbations of asthma. *Brain Behav Immun.* 2007; 21(8):993–999. doi:10.1016/j.bbi.2007.03.009.

11. Dhabhar FS, Malarkey WB, Neri E, McEwen BS. Stress-induced redistribution of immune cells—from barracks to boulevards to battlefields: a tale of three hormones—Curt Richter Award winner. *Psychoneuroendocrinology.* 2012; 37(9):1345–1368. doi:10.1016/j.psyneuen.2012.05.008.

12. Nieman DC, Wentz LM. The compelling link between physical activity and the body's defense system. *J Sport Health Sci.* 2019; 8(3):201–217. doi:10.1016/j.jshs.2018.09.009.

13. Evans ES, Hackney AC, McMurray RG, et al. Impact of Acute Intermittent Exercise on Natural Killer Cells in Breast Cancer Survivors. *Integr Cancer Ther.* 2015; 14(5):436–445. doi:10.1177/1534735415580681.

14. Ford, ES. Does Exercise Reduce Inflammation? Physical Activity and C-Reactive Protein Among U.S. Adults, *Epidemiology:* 2002; 13(5): 561–568.

15. Edwards KM, Burns VE, Reynolds T, Carroll D, Drayson M, Ring C. Acute stress exposure prior to influenza vaccination enhances antibody response in women. *Brain Behav Immun.* 2006; 20(2):159–168. doi:10.1016 /j.bbi.2005.07.001.

16. Campbell JP, Turner JE. Debunking the Myth of Exercise-Induced Immune Suppression: Redefining the Impact of Exercise on Immunological Health

Across the Lifespan. *Front Immunol.* 2018; 9:648. Published 2018 Apr 16. doi:10.3389/fimmu.2018.00648.

17. Friedenreich CM. Physical activity and cancer prevention: from observational to intervention research. *Cancer Epidemiol Biomarkers Prev.* 2001; 10(4): 287–301.

18. Beavers KM, Brinkley TE, Nicklas BJ. Effect of exercise training on chronic inflammation. *Clin Chim Acta.* 2010; 411(11–12):785-793. doi:10.1016/j.cca.2010.02.069.

19. da Silveira MP, da Silva Fagundes KK, Bizuti MR, Starck É, Rossi RC, de Resende E Silva DT. Physical exercise as a tool to help the immune system against COVID-19: an integrative review of the current literature. *Clin Exp Med.* 2021; 21(1):15–28. doi:10.1007/s10238-020-00650-3.

20. Morey JN, Boggero IA, Scott AB, Segerstrom SC. Current Directions in Stress and Human Immune Function. *Curr Opin Psychol.* 2015; 5:13–17. doi:10.1016/j.copsyc.2015.03.007.

21. Chandola T, Brunner E, Marmot M. Chronic stress at work and the metabolic syndrome: prospective study. *BMJ.* 2006; 332(7540):521–525. doi:10.1136/bmj.38693.435301.80.

22. Kivimäki M, Kawachi I. Work Stress as a Risk Factor for Cardiovascular Disease. *Curr Cardiol Rep.* 2015; 17(9):630. doi:10.1007/s11886-015-0630-8.

23. Saul AN, Oberyszyn TM, Daugherty C, et al. Chronic stress and susceptibility to skin cancer. *J Natl Cancer Inst.* 2005; 97(23):1760–1767. doi:10.1093/jnci/dji401.

24. Moreno-Smith M, Lutgendorf SK, Sood AK. Impact of stress on cancer metastasis. *Future Oncol.* 2010; 6(12):1863–1881. doi:10.2217/fon.10.142.

25. Bookwalter DB, Roenfeldt KA, LeardMann CA, et al. Posttraumatic stress disorder and risk of selected autoimmune diseases among US military personnel. *BMC Psychiatry* 20, 23 (2020). https://doi.org/10.1186/s12888-020-2432-9.

26. Dube SR, Fairweather D, Pearson WS, Felitti VJ, Anda RF, Croft JB. Cumulative childhood stress and autoimmune diseases in adults. *Psychosom Med.* 2009; 71(2):243–250. doi:10.1097/PSY.0b013e3181907888.

27. Zannas AS, West AE. Epigenetics and the regulation of stress vulnerability and resilience. *Neuroscience.* 2014; 264:157–170. doi:10.1016/j.neuroscience.2013.12.003.

28. Black DS, Slavich GM. Mindfulness meditation and the immune system: a systematic review of randomized controlled trials. *Ann N Y Acad Sci.* 2016; 1373(1):13–24. doi:10.1111/nyas.12998.

29. Haluza D, Schönbauer R, Cervinka R. Green perspectives for public health: a narrative review on the physiological effects of experiencing outdoor nature. *Int J Environ Res Public Health.* 2014; 11(5):5445–5461. Published 2014 May 19. doi:10.3390/ijerph110505445.

30. Peluso MA, Guerra de Andrade LH. Physical activity and mental health: the association between exercise and mood. *Clinics (Sao Paulo).* 2005; 60(1):61–70. doi:10.1590/s1807-59322005000100012.

31. Anderson T, Lane AR, Hackney AC. Cortisol and testosterone dynamics following exhaustive endurance exercise. *Eur J Appl Physiol.* 2016; 116(8):1503–1509. doi:10.1007/s00421-016-3406-y.

32. Takayama F, Aoyagi A, Takahashi K, Nabekura Y. Relationship between oxygen cost and C-reactive protein response to marathon running in college recreational runners. *Open Access J Sports Med.* 2018; 9:261–268. Published 2018 Nov 27. doi:10.2147/OAJSM.S183274.

33. Anderson T, Lane AR, Hackney AC. Cortisol and testosterone dynamics following exhaustive endurance exercise. *Eur J Appl Physiol.* 2016 Aug; 116(8):1503–9. doi: 10.1007/s00421-016-3406-y. Epub 2016 Jun 4. PMID: 27262888.

34. Kreher JB, Schwartz JB. Overtraining syndrome: a practical guide. *Sports Health.* 2012; 4(2):128–138. doi:10.1177/1941738111434406.

35. Panossian AG, Efferth T, Shikov AN, et al. Evolution of the adaptogenic concept from traditional use to medical systems: Pharmacology of stress- and aging-related diseases. *Med Res Rev.* 2021; 41(1):630–703. doi:10.1002/med.21743.

36. Li Y, Pham V, Bui M, et al. *Rhodiola rosea L.*: an herb with anti-stress, anti-aging, and immunostimulating properties for cancer chemoprevention. *Curr Pharmacol Rep.* 2017; 3(6):384–395. doi:10.1007/s40495-017-0106-1.

37. Cicero AF, Derosa G, Brillante R, Bernardi R, Nascetti S, Gaddi A. Effects of Siberian ginseng (Eleutherococcus senticosus maxim) on elderly quality of life: a randomized clinical trial. *Arch Gerontol Geriatr Suppl.* 2004; (9):69–73. doi:10.1016/j.archger.2004.04.012.

38. Panossian A, Wikman G. Effects of Adaptogens on the Central Nervous System and the Molecular Mechanisms Associated with Their Stress-Protective Activity. *Pharmaceuticals (Basel).* 2010; 3(1):188–224. Published 2010 Jan 19. doi:10.3390/ph3010188.

39. Chandrasekhar K, Kapoor J, Anishetty S. A prospective, randomized double-blind, placebo-controlled study of safety and efficacy of a high-concentration full-spectrum extract of ashwagandha root in reducing stress and anxiety in adults. *Indian J Psychol Med.* 2012; 34(3):255–262. doi:10.4103 /0253-7176.106022.

40. Baek JH, Heo JY, Fava M, et al. Effect of Korean Red Ginseng in individuals exposed to high stress levels: a 6-week, double-blind, randomized, placebo-controlled trial. *J Ginseng Res.* 2019; 43(3):402–407. doi:10.1016 /j.jgr.2018.03.001.

41. Scholey A, Gibbs A, Neale C, et al. Anti-stress effects of lemon balm-containing foods. *Nutrients.* 2014 ;6(11):4805–4821. Published 2014 Oct 30. doi:10.3390/nu6114805.

42. Talbott SM, Talbott JA, Pugh M. Effect of Magnolia officinalis and Phellodendron amurense (Relora®) on cortisol and psychological mood state in moderately stressed subjects. *J Int Soc Sports Nutr.* 2013; 10(1):37. Published 2013 Aug 7. doi:10.1186/1550-2783-10-37.

7 呵护肠道相关淋巴组织——你的免疫系统之家

1. Nagler-Anderson C. Man the barrier! Strategic defences in the intestinal mucosa. *Nat Rev Immunol.* 2001; 1(1):59–67. doi:10.1038/35095573.

2. Vighi G, Marcucci F, Sensi L, Di Cara G, Frati F. Allergy and the gastrointestinal system. *Clin Exp Immunol.* 2008; 153 Suppl 1(Suppl 1):3–6. doi:10 .1111/j.1365-2249.2008.03713.x.

3. Sender R, Fuchs S, Milo R. Revised Estimates for the Number of Human and Bacteria Cells in the Body. *PLoS Biol.* 2016; 14(8):e1002533. Published 2016 Aug 19. doi:10.1371/journal.pbio.1002533.

4. Lyon L. "All disease begins in the gut": was Hippocrates right? *Brain.* March 2018; 141(3): e20. https://doi.org/10.1093/brain/awy017.

5. Lloyd-Price J, Abu-Ali G, Huttenhower C. The healthy human microbiome. *Genome Med.* 2016; 8(1):51. Published 2016 Apr 27. doi:10.1186/s13073 -016-0307-y.

6. O'Hara AM, Shanahan F. The gut flora as a forgotten organ. *EMBO Rep.* 2006; 7(7):688–693. doi:10.1038/sj.embor.7400731.

7. Tamburini S, Shen N, Wu H., et al. The microbiome in early life: implications for health outcomes. *Nat Med* 22, 713–722 (2016). https://doi.org /10.1038/nm.4142.

8. Belkaid Y, Hand TW. Role of the microbiota in immunity and inflammation. *Cell*. 2014; 157(1):121–141. doi:10.1016/j.cell.2014.03.011.

9. Troy EB, Kasper DL. Beneficial effects of Bacteroides fragilis polysaccharides on the immune system. *Front Biosci (Landmark Ed)*. 2010; 15:25–34. Published 2010 Jan 1. doi:10.2741/3603.

10. Ege MJ. The Hygiene Hypothesis in the Age of the Microbiome. *Ann Am Thorac Soc*. 2017; 14(Supplement_5):S348-S353. doi:10.1513/AnnalsATS .201702-139AW.

11. Lazar V, Ditu LM, Pircalabioru GG, et al. Aspects of Gut Microbiota and Immune System Interactions in Infectious Diseases, Immunopathology, and Cancer. *Front Immunol*. 2018; 9:1830. Published 2018 Aug 15. doi:10.3389 /fimmu.2018.01830.

12. Kamada N, Chen GY, Inohara N, Núñez G. Control of pathogens and pathobionts by the gut microbiota. *Nat Immunol*. 2013; 14(7):685–690. doi:10.1038/ni.2608.

13. Baldini F, Hertel J, Sandt E, et al. Parkinson's disease–associated alterations of the gut microbiome predict disease-relevant changes in metabolic functions. *BMC Biol*. 2020; 18(1):62. Published 2020 Jun 9. doi:10.1186/s12915 -020-00775-7.

14. Kowalski K, Mulak A. Brain-Gut-Microbiota Axis in Alzheimer's Disease. *J Neurogastroenterol Motil*. 2019; 25(1):48–60. doi:10.5056/jnm18087.

15. Knight-Sepulveda K, Kais S, Santaolalla R, Abreu MT. Diet and Inflammatory Bowel Disease. *Gastroenterol Hepatol (N Y)*. 2015; 11(8):511–520.

16. Devkota S, Wang Y, Musch MW, et al. Dietary-fat-induced taurocholic acid promotes pathobiont expansion and colitis in Il10-/- mice. *Nature*. 2012; 487(7405):104–108. doi:10.1038/nature11225.

17. Strober W. Adherent-invasive E. coli in Crohn disease: bacterial "agent provocateur." *J Clin Invest*. 2011; 121(3):841–844. doi:10.1172/JCI46333.

18. Yue B, Luo X, Yu Z, Mani S, Wang Z, Dou W. Inflammatory Bowel Disease: A Potential Result from the Collusion between Gut Microbiota and Mucosal Immune System. *Microorganisms*. 2019; 7(10):440. Published 2019 Oct 11. doi:10.3390/microorganisms7100440.

19. Horta-Baas G, Romero-Figueroa MDS, Montiel-Jarquín AJ, Pizano -Zárate ML, García-Mena J, Ramírez-Durán N. Intestinal Dysbiosis and Rheumatoid Arthritis: A Link between Gut Microbiota and the Pathogenesis of Rheumatoid Arthritis. *J Immunol Res*. 2017; 2017:4835189. doi:10.1155 /2017/4835189.

20. Gill T, Asquith M, Rosenbaum JT, Colbert RA. The intestinal microbiome in spondyloarthritis. *Curr Opin Rheumatol.* 2015; 27(4):319–325. doi:10.1097 /BOR.0000000000000187.

21. Codoñer FM, Ramírez-Bosca A, Climent E, et al. Gut microbial composition in patients with psoriasis. *Sci Rep.* 2018; 8(1):3812. Published 2018 Feb 28. doi:10.1038/s41598-018-22125-y.

22. Jie Z, Xia H, Zhong SL, et al. The gut microbiome in atherosclerotic cardiovascular disease. *Nat Commun.* 2017; 8(1):845. Published 2017 Oct 10. doi:10.1038/s41467-017-00900-1.

23. Gurung M, Li Z, You H, et al. Role of gut microbiota in type 2 diabetes pathophysiology. *EBioMedicine.* 2020; 51:102590. doi:10.1016/j.ebiom.2019 .11.051.

24. Jin M, Qian Z, Yin J, Xu W, Zhou X. The role of intestinal microbiota in cardiovascular disease. *J Cell Mol Med.* 2019; 23(4):2343–2350. doi:10.1111 /jcmm.14195.

25. Fasano A. Zonulin and its regulation of intestinal barrier function: the biological door to inflammation, autoimmunity, and cancer. *Physiol Rev.* 2011; 91(1):151–175. doi:10.1152/physrev.00003.2008.

26. Fasano A. Intestinal permeability and its regulation by zonulin: diagnostic and therapeutic implications. *Clin Gastroenterol Hepatol.* 2012; 10(10):1096– 1100. doi:10.1016/j.cgh.2012.08.012.

27. Barbaro MR, Cremon C, Morselli-Labate AM, et al. Serum zonulin and its diagnostic performance in non-coeliac gluten sensitivity. *Gut* 2020; 69: 1966–1974.

28. Talpaert MJ, Gopal Rao G, Cooper BS, Wade P. Impact of guidelines and enhanced antibiotic stewardship on reducing broad-spectrum antibiotic usage and its effect on incidence of Clostridium difficile infection. *J Antimicrob Chemother.* 2011; 66(9):2168–2174. doi:10.1093/jac/dkr253.

29. Ktsoyan Z, Budaghyan L, Agababova M, et al. Potential Involvement of *Salmonella* Infection in Autoimmunity. *Pathogens.* 2019; 8(3):96. Published 2019 Jul 3. doi:10.3390/pathogens8030096.

30. Quagliani D, Felt-Gunderson P. Closing America's fiber intake gap: communication strategies from a food and fiber summit. *Am J Lifestyle Med.* 2016; 11(1):80–85. Published 2016 Jul 7. doi:10.1177/1559827615588079.

31. Zimmer J, Lange B, Frick JS, et al. A vegan or vegetarian diet substantially alters the human colonic faecal microbiota. *Eur J Clin Nutr.* 2012; 66(1):53– 60. doi:10.1038/ejcn.2011.141.

32. Wu X, Wu Y, He L, Wu L, Wang X, Liu Z. Effects of the intestinal microbial metabolite butyrate on the development of colorectal cancer. *J Cancer.* 2018; 9(14):2510–2517. Published 2018 Jun 15. doi:10.7150/jca.25324.

33. Mesnage R, Teixeira M, Mandrioli D, et al. Use of shotgun metagenomics and metabolomics to evaluate the impact of glyphosate or Roundup MON 52276 on the gut microbiota and serum metabolome of Sprague-Dawley rats. *Environ Health Perspect.* 2021; 129(1):17005. doi:10.1289/EHP6990.

34. Kogevinas M. Probable carcinogenicity of glyphosate *BMJ* 2019; 365:l1613 doi:10.1136/bmj.l1613.

35. Hemarajata P, Versalovic J. Effects of probiotics on gut microbiota: mechanisms of intestinal immunomodulation and neuromodulation. *Therap Adv Gastroenterol.* 2013; 6(1):39–51. doi:10.1177/1756283X12459294.

8 毒素——免疫系统的终极干扰者

1. Thompson PA, Khatami M, Baglole CJ, et al. Environmental immune disruptors, inflammation and cancer risk. *Carcinogenesis.* 2015; 36 Suppl 1(Suppl 1):S232–S253. doi:10.1093/carcin/bgv038.

2. Dietert RR, Etzel RA, Chen D, et al. Workshop to identify critical windows of exposure for children's health: immune and respiratory systems work group summary. *Environ Health Perspect.* 2000; 108 Suppl 3(Suppl 3):483–490. doi:10.1289/ehp.00108s3483.

3. Winans B, Humble MC, Lawrence BP. Environmental toxicants and the developing immune system: a missing link in the global battle against infectious disease? *Reprod Toxicol.* 2011; 31(3):327–336. doi:10.1016/j.reprotox.2010.09.004.

4. Braun KM, Cornish T, Valm A, Cundiff J, Pauly JL, Fan S. Immunotoxicology of cigarette smoke condensates: suppression of macrophage responsiveness to interferon gamma. *Toxicol Appl Pharmacol.* 1998 Apr; 149(2):136v43. doi: 10.1006/taap.1997.8346. PMID: 9571981.

5. Stevens EA, Mezrich JD, Bradfield CA. The aryl hydrocarbon receptor: a perspective on potential roles in the immune system. *Immunology.* 2009; 127(3):299–311. doi:10.1111/j.1365-2567.2009.03054.x.

6. Robinson L, Miller R. The impact of bisphenol A and phthalates on allergy, asthma, and immune function: a review of latest findings. *Curr Environ Health Rep.* 2015; 2(4):379–387. doi:10.1007/s40572-015-0066-8.

7. Le Magueresse-Battistoni B, Vidal H, Naville D. Environmental pollutants

and metabolic disorders: the multi-exposure scenario of life. *Front Endocrinol (Lausanne).* 2018; 9:582. Published 2018 Oct 2. doi:10.3389/fendo.2018.00582.

8. Sobel ES, Gianini J, Butfiloski EJ, Croker BP, Schiffenbauer J, Roberts SM. Acceleration of autoimmunity by organochlorine pesticides in (NZB x NZW)F1 mice. *Environ Health Perspect.* 2005 Mar; 113(3):323–8. doi: 10.1289/ehp.7347. PMID: 15743722; PMCID: PMC1253759.

9. Cooper GS, Wither J, Bernatsky S, et al. Occupational and environmental exposures and risk of systemic lupus erythematosus: silica, sunlight, solvents. *Rheumatology (Oxford).* 2010; 49(11):2172–2180. doi:10.1093/rheumatology/keq214.

10. Blake BE, Fenton SE. Early life exposure to per- and polyfluoroalkyl substances (PFAS) and latent health outcomes: A review including the placenta as a target tissue and possible driver of peri- and postnatal effects. *Toxicology.* 2020; 443:152565. doi:10.1016/j.tox.2020.152565.

11. Mon Monograph: Perfluorooctanoic Acid or Perfluorooctane Sulfonate; Sept. 2016. *National Toxicology Program US Department of Health and Human Services.*

12. Domingo JL, Nadal M. Human exposure to per- and polyfluoroalkyl substances (PFAS) through drinking water: A review of the recent scientific literature. *Environ Res.* 2019 Oct; 177:108648. doi: 10.1016/j.envres.2019.108648. Epub 2019 Aug 12. PMID: 31421451.

13. Vojdani A, Pollard KM, Campbell AW. Environmental triggers and autoimmunity. *Autoimmune Dis.* 2014; 2014:798029. doi:10.1155/2014/798029.

14. Quirós-Alcalá L, Hansel NN, McCormack MC, Matsui EC. Paraben exposures and asthma-related outcomes among children from the US general population. *J Allergy Clin Immunol.* 2019; 143(3):948–956.e4. doi:10.1016/j.jaci.2018.08.021.

15. Larsson M, Hägerhed-Engman L, Kolarik B, James P, Lundin F, Janson S, Sundell J, Bornehag CG. PVC—as flooring material—and its association with incident asthma in a Swedish child cohort study. *Indoor Air.* 2010 Dec; 20(6):494–501. doi: 10.1111/j.1600-0668.2010.00671.x. PMID: 21070375.

16. Elter E, Wagner M, Buchenauer L, Bauer M, Polte T. Phthalate Exposure during the prenatal and lactational period increases the susceptibility to rheumatoid arthritis in mice. *Front Immunol.* 2020 Apr 3; 11:550. doi: 10.3389/fimmu.2020.00550. PMID: 32308655; PMCID: PMC7145968.

17. Darbre PD, Harvey PW. Parabens can enable hallmarks and characteristics of cancer in human breast epithelial cells: a review of the literature with reference to new exposure data and regulatory status. *J Appl Toxicol.* 2014 Sep; 34(9):925–38. doi: 10.1002/jat.3027. Epub 2014 Jul 22. PMID: 25047802.

18. Savage JH, Matsui EC, Wood RA, Keet CA. Urinary levels of triclosan and parabens are associated with aeroallergen and food sensitization. *J Allergy Clin Immunol.* 2012; 130(2):453−60.e7. doi:10.1016/j.jaci.2012.05.006.

19. Overexposed. Environmental Working Group. Accessed April 25, 2021. https://www.ewg.org/research/overexposed-organophosphate-insecticides -childrens-food.

20. Malagón-Rojas JN, Parra Barrera EL, Lagos L. From environment to clinic: the role of pesticides in antimicrobial resistance. *Rev Panam Salud Publica.* 2020; 44:e44. Published 2020 Sep 23. doi:10.26633/RPSP.2020.44.

21. Gangemi S, Gofita E, Costa C, et al. Occupational and environmental exposure to pesticides and cytokine pathways in chronic diseases (Review). *Int J Mol Med.* 2016; 38(4):1012−1020. doi:10.3892/ijmm.2016.2728.

22. Litteljohn D, Mangano E, Clarke M, Bobyn J, Moloney K, Hayley S. Inflammatory mechanisms of neurodegeneration in toxin-based models of Parkinson's disease. *Parkinsons Dis.* 2010; 2011:713517. Published 2010 Dec 30. doi:10.4061/2011/713517.

23. Lee GH, Choi KC. Adverse effects of pesticides on the functions of immune system. *Comp Biochem Physiol C Toxicol Pharmacol.* 2020 Sep; 235:108789. doi: 10.1016/j.cbpc.2020.108789. Epub 2020 May 3. PMID: 32376494.

24. Nayak AS, Lage CR, Kim CH. Effects of low concentrations of arsenic on the innate immune system of the zebrafish (Danio rerio). *Toxicol Sci.* 2007 Jul; 98(1):118−24. doi: 10.1093/toxsci/kfm072. Epub 2007 Mar 30. PMID: 17400579.

25. Skoczyńska A, Poreba R, Sieradzki A, Andrzejak R, Sieradzka U. Wpływ ołowiu i kadmu na funkcje układu immunologicznego [The impact of lead and cadmium on the immune system]. *Med Pr.* 2002; 53(3):259-64. Polish. PMID: 12369510.

26. Silva IA, Nyland JF, Gorman A, et al. Mercury exposure, malaria, and serum antinuclear/antinucleolar antibodies in Amazon populations in Brazil: a cross-sectional study. *Environ Health.* 2004; 3(1):11. Published 2004 Nov 2. doi:10.1186/1476-069X-3-11.

27. Silva IA, Nyland JF, Gorman A, et al. Mercury exposure, malaria, and serum antinuclear/antinucleolar antibodies in Amazon populations in Brazil: a cross-sectional study. *Environ Health.* 2004;3 (1):11. Published 2004 Nov 2. doi:10.1186/1476-069X-3-11.

28. Hodges RE, Minich DM. Modulation of Metabolic Detoxification Pathways Using Foods and Food-Derived Components: A Scientific Review

with Clinical Application. *J Nutr Metab.* 2015; 2015:760689. doi:10.1155
/2015/760689.

29. Eylar E, Rivera-Quinones C, Molina C, Báez I, Molina F, Mercado CM.
N-Acetylcysteine enhances T cell functions and T cell growth in culture, *International Immunology*, 1983; 5(1): 97–101. https://doi.org/10.1093/intimm/5.1.97.

30. Polonikov A. Endogenous Deficiency of Glutathione as the Most Likely
Cause of Serious Manifestations and Death in COVID-19 Patients. *ACS Infect Dis.* 2020; 6(7):1558–1562. doi:10.1021/acsinfecdis.0c00288.

31. Eliaz I, Weil E, Wilk B. Integrative medicine and the role of modified citrus
pectin/alginates in heavy metal chelation and detoxification–five case
reports. *Forschende Komplementarmedizin.* 2007; 14(6):358–364.

32. Uchikawa T, Kumamoto Y, Maruyama I, Kumamoto S, Ando Y, Yasutake
A. The enhanced elimination of tissue methylmercury in Parachlorella beijerinckii-fed mice. *Journal of Toxicological Sciences.* 2011; 36(1):121–126.

33. Zellner T, Prasa D, Färber E, Hoffmann-Walbeck P, Genser D, Eyer F. The
use of activated charcoal to treat intoxications. *Dtsch Arztebl Int.* 2019;
116(18):311–317. doi:10.3238/arztebl.2019.0311.

34. Kraljević Pavelić S, Simović Medica J, Gumbarević D, Filošević A, Pržulj
N, Pavelić K. Critical review on zeolite clinoptilolite safety and medical
applications *in vivo. Front Pharmacol.* 2018; 9:1350. Published 2018 Nov 27.
doi:10.3389/fphar.2018.01350.

9 营养——喂养免疫系统

1. Obukhov AG, Stevens BR, Prasad R, Li Calzi S, Boulton ME, Raizada
MK, Oudit GY, Grant MB. SARS-CoV-2 infections and ACE2: Clinical
outcomes linked with increased morbidity and mortality in individuals
with diabetes. *Diabetes.* 2020 Sep; 69(9):1875–1886. doi: 10.2337/dbi20
-0019. Epub 2020 Jul 15. PMID: 32669391; PMCID: PMC7458035.

2. Alcock J, Maley CC, Aktipis CA. Is eating behavior manipulated by the
gastrointestinal microbiota? Evolutionary pressures and potential mechanisms. *Bioessays.* 2014; 36(10):940–949. doi:10.1002/bies.201400071.

3. How much sugar is too much? www.heart.org. Accessed April 25, 2021.
https://www.heart.org/en/healthy-living/healthy-eating/eat-smart/sugar
/how-much-sugar-is-too-much.

4. Jung ES, Park JI, Park H, Holzapfel W, Hwang JS, Lee CH. Seven-day
green tea supplementation revamps gut microbiome and caecum/skin

metabolome in mice from stress. *Sci Rep*. 2019 Dec 5; 9(1):18418. doi: 10.1038/s41598-019-54808-5. PMID: 31804534; PMCID: PMC6895175.

5. Bungau S, Abdel-Daim MM, Tit DM, et al. Health benefits of polyphenols and carotenoids in age-related eye diseases. *Oxid Med Cell Longev*. 2019; 2019:9783429. Published 2019 Feb 12. doi:10.1155/2019/9783429.

6. Wu D. Green tea EGCG, T-cell function, and T-cell-mediated autoimmune encephalomyelitis. *J Investig Med*. 2016 Dec; 64(8):1213–1219. doi: 10.1136/jim-2016-000158. Epub 2016 Aug 16. PMID: 27531904.

7. Chaplin A, Carpéné C, Mercader J. Resveratrol, metabolic syndrome, and gut microbiota. *Nutrients*. 2018; 10(11):1651. Published 2018 Nov 3. doi:10 .3390/nu10111651.

8. Lin R, Piao M, Song Y. Dietary quercetin increases colonic microbial diversity and attenuates colitis severity in *Citrobacter rodentium*-infected mice. *Front Microbiol*. 2019; 10:1092. Published 2019 May 16. doi:10.3389 /fmicb.2019.01092.

9. Jafarinia M, Sadat Hosseini M, Kasiri N, et al. Quercetin with the potential effect on allergic diseases. *Allergy Asthma Clin Immunol*. 2020; 16:36. Published 2020 May 14. doi:10.1186/s13223-020-00434-0.

10. Chambial S, Dwivedi S, Shukla KK, John PJ, Sharma P. Vitamin C in disease prevention and cure: an overview. *Indian J Clin Biochem*. 2013; 28(4):314 –328. doi:10.1007/s12291-013-0375-3.

11. Hemilä H, de Man AME. Vitamin C and COVID-19. *Front Med (Lausanne)*. 2021; 7:559811. Published 2021 Jan 18. doi:10.3389/fmed.2020 .559811.

12. de Melo AF, Homem-de-Mello M. High-dose intravenous vitamin C may help in cytokine storm in severe SARS-CoV-2 infection. *Critical Care*. 2020; 24(1). doi:10.1186/s13054-020-03228-3.

13. Ran L, Zhao W, Wang J, et al. Extra dose of vitamin C based on a daily supplementation shortens the common cold: A meta-analysis of 9 randomized controlled trials. *Biomed Res Int*. 2018; 2018:1837634. Published 2018 Jul 5. doi:10.1155/2018/1837634.

14. Office of Dietary Supplements, National Institutes of Health Dietary Supplement Fact Sheet: Vitamin E. From: www.ods.od.nih.gov/factsheets /vitamine.asp Accessed: Aug 2010.

15. Kalayci O, Besler T, Kilinç K, Sekerel BE, Saraçlar Y. Serum levels of antioxidant vitamins (alpha tocopherol, beta carotene, and ascorbic acid) in

children with bronchial asthma. *Turk J Pediatr.* 2000 Jan–Mar; 42(1):17-21. PMID: 10731863.

16. Meydani SN, Leka LS, Fine BC, et al. Vitamin E and respiratory tract infections in elderly nursing home residents: a randomized controlled trial [published correction appears in *JAMA.* 2004 Sep 15; 292(11):1305] [published correction appears in *JAMA.* 2007 May 2; 297(17):1882]. *JAMA.* 2004; 292(7):828-836. doi:10.1001/jama.292.7.828.

17. Bungau S, Abdel-Daim MM, Tit DM, et al. Health benefits of polyphenols and carotenoids in age-related eye diseases. *Oxid Med Cell Longev.* 2019; 2019:9783429. Published 2019 Feb 12. doi:10.1155/2019/9783429.

18. Huang Z, Liu Y, Qi G, Brand D, Zheng SG. Role of vitamin A in the immune system. *J Clin Med.* 2018; 7(9):258. Published 2018 Sep 6. doi:10.3390/jcm7090258.

19. Al Senaidy AM. Serum vitamin A and beta-carotene levels in children with asthma. *J Asthma.* 2009 Sep; 46(7):699–702. doi: 10.1080/02770900903056195. PMID: 19728208.

20. Schambach F, Schupp M, Lazar MA, Reiner SL. Activation of retinoic acid receptor-alpha favours regulatory T cell induction at the expense of IL-17-secreting T helper cell differentiation. *Eur J Immunol.* 2007 Sep; 37(9):2396–9. doi: 10.1002/eji.200737621. PMID: 17694576.

21. Czarnewski P, Das S, Parigi SM, Villablanca EJ. Retinoic acid and its role in modulating intestinal innate immunity. *Nutrients.* 2017 Jan 13; 9(1):68. doi: 10.3390/nu9010068. PMID: 28098786; PMCID: PMC5295112.

22. Leung WC, Hessel S, Méplan C, Flint J, Oberhauser V, Tourniaire F, Hesketh JE, von Lintig J, Lietz G. Two common single nucleotide polymorphisms in the gene encoding beta-carotene 15,15'-monoxygenase alter beta-carotene metabolism in female volunteers. *FASEB J.* 2009 Apr; 23(4):1041–53. doi: 10.1096/fj.08-121962. Epub 2008 Dec 22. PMID: 19103647.

23. Omeed Sizar, Swapnil Khare, Amandeep Goyal, Pankaj Bansal, Givler A. Vitamin D deficiency. Published January 3, 2021. https://www.ncbi.nlm.nih.gov/books/NBK532266/.

24. Garland CF, Kim JJ, Mohr SB, et al. Meta-analysis of all-cause mortality according to serum 25-hydroxyvitamin D. *Am J Public Health.* 2014; 104(8): e43-e50. doi:10.2105/AJPH.2014.302034.

25. Prietl B, Pilz S, Wolf M, Tomaschitz A, Obermayer-Pietsch B, Graninger W, Pieber TR. Vitamin D supplementation and regulatory T cells in

apparently healthy subjects: vitamin D treatment for autoimmune diseases? *Isr Med Assoc J.* 2010 Mar; 12(3):136-9. PMID: 20684175.

26. Cantorna MT, Snyder L, Lin YD, Yang L. Vitamin D and 1,25(OH)2D regulation of T cells. *Nutrients.* 2015; 7(4):3011–3021. Published 2015 Apr 22. doi:10.3390/nu7043011.

27. Pierrot-Deseilligny C, Souberbielle JC. Contribution of vitamin D insufficiency to the pathogenesis of multiple sclerosis. *Ther Adv Neurol Disord.* 2013; 6(2):81–116. doi:10.1177/1756285612473513.

28. Bhutta ZA. Vitamin D reduces respiratory tract infections frequency. *J Pediatrics.* 2017; 186:209–212. doi:10.1016/j.jpeds.2017.04.021.

29. Combs GF Jr. Status of selenium in prostate cancer prevention. *Br J Cancer.* 2004; 91(2):195–199. doi:10.1038/sj.bjc.6601974.

30. Huang Z, Rose AH, Hoffmann PR. The role of selenium in inflammation and immunity: from molecular mechanisms to therapeutic opportunities. *Antioxid Redox Signal.* 2012; 16(7):705–743. doi:10.1089/ars.2011.4145.

31. Wood SM, Beckham C, Yosioka A, Darban H, Watson RR. Beta-Carotene and selenium supplementation enhances immune response in aged humans. *Integr Med.* 2000 Mar 21; 2(2):85-92. doi: 10.1016/s1096-2190(00)00009-3. PMID: 10882881.

32. World Health Organization. The World Health report 2002. *Midwifery.* (2003) 19:72–3. 10.1054/midw.2002.0343.

33. Wessels I, Maywald M, Rink L. Zinc as a gatekeeper of immune function. *Nutrients.* 2017; 9(12):1286. Published 2017 Nov 25. doi:10.3390/nu9121286.

34. Rao G, Rowland K. PURLs: Zinc for the common cold—not if, but when. *J Fam Pract.* 2011; 60(11):669–671.

35. Novak M, Vetvicka V. Beta-glucans, history, and the present: immunomodulatory aspects and mechanisms of action. *J Immunotoxicol.* 2008 Jan; 5(1):47–57. doi: 10.1080/15476910802019045. PMID: 18382858.

36. Shin MS, Park HJ, Maeda T, Nishioka H, Fujii H, Kang I. The effects of AHCC®, a standardized extract of cultured *Lentinura edodes* mycelia, on natural killer and t cells in health and disease: Reviews on human and animal studies. *J Immunol Res.* 2019; 2019:3758576. Published 2019 Dec 20. doi:10.1155/2019/3758576.

37. Murphy EJ, Masterson C, Rezoagli E, et al. β-Glucan extracts from the same edible shiitake mushroom Lentinus edodes produce differential in-vitro immunomodulatory and pulmonary cytoprotective effects—Implications for coro-

navirus disease (COVID-19) immunotherapies. *Sci Total Environ.* 2020; 732:139330. doi:10.1016/j.scitotenv.2020.139330.

38. Saleh MH, Rashedi I, Keating A. Immunomodulatory properties of *Coriolus versicolor:* The Role of polysaccharopeptide. *Front Immunol.* 2017 Sep 6; 8:1087. doi: 10.3389/fimmu.2017.01087. PMID: 28932226; PMCID: PMC 5592279.

39. Guggenheim AG, Wright KM, Zwickey HL. Immune modulation from five major mushrooms: Application to integrative oncology. *Integr Med (Encinitas).* 2014; 13(1):32–44.

40. Wachtel-Galor S, Yuen J, Buswell JA, et al. Ganoderma lucidum (Lingzhi or Reishi): A medicinal mushroom. In: Benzie IFF, Wachtel-Galor S, editors. *Herbal Medicine: Biomolecular and Clinical Aspects.* 2nd edition. Boca Raton (FL): CRC Press/Taylor & Francis; 2011. Chapter 9. Available from: https://www.ncbi.nlm.nih.gov/books/NBK92757/?report=classic.

41. Hewlings SJ, Kalman DS. Curcumin: A review of its effects on human health. *Foods.* 2017; 6(10):92. Published 2017 Oct 22. doi:10.3390/foods 6100092.

42. Burge K, Gunasekaran A, Eckert J, Chaaban H. Curcumin and intestinal inflammatory diseases: Molecular mechanisms of protection. *Int J Mol Sci.* 2019; 20(8):1912. Published 2019 Apr 18. doi:10.3390/ijms20081912.

43. Enyeart JA, Liu HL, Enyeart JJ. Curcumin inhibits ACTH- and angiotensin II-stimulated cortisol secretion and Ca(v)3.2 current. *J Nat Prod.* 2009; 72(8): 1533–1537. doi:10.1021/np900227x.

44. Shen L, Liu L, Ji HF. Regulative effects of curcumin spice administration on gut microbiota and its pharmacological implications. *Food Nutr. Res.* 2017; 61:1361780. doi: 10.1080/16546628.2017.1361780.

45. Brück J, Holstein J, Glocova I, et al. Nutritional control of IL-23/Th17 -mediated autoimmune disease through HO-1/STAT3 activation. *Sci Rep.* 2017 Mar 14; 7:44482. doi: 10.1038/srep44482. PMID: 28290522; PMCID: PMC5349589.

46. Shep D, Khanwelkar C, Gade P, et al. Safety and efficacy of curcumin versus diclofenac in knee osteoarthritis: a randomized open-label parallel-arm study. *Trials* 20, 214 (2019). https://doi.org/10.1186/s13063-019-3327-2.

47. Dai Q, Zhou D, Xu L, Song X. Curcumin alleviates rheumatoid arthritis -induced inflammation and synovial hyperplasia by targeting mTOR pathway in rats. *Drug Des Devel Ther.* 2018; 12:4095-4105. Published 2018 Dec 3. doi:10.2147/DDDT.S175763.

48. Nicoll R, Henein MY. Ginger (Zingiber officinale Roscoe): a hot remedy for cardiovascular disease? *Int J Cardiol.* 2009 Jan 24; 131(3):408–9. doi: 10.1016/j.ijcard.2007.07.107. Epub 2007 Nov 26. PMID: 18037515.

49. Mallikarjuna K, Sahitya Chetan P, Sathyavelu Reddy K, Rajendra W. Ethanol toxicity: rehabilitation of hepatic antioxidant defense system with dietary ginger. *Fitoterapia.* 2008 Apr; 79(3):174–8. doi: 10.1016/j.fitote.2007.11.007. Epub 2007 Nov 29. PMID: 18182172.

50. Ajith TA, Nivitha V, Usha S. Zingiber officinale Roscoe alone and in combination with alpha-tocopherol protect the kidney against cisplatin-induced acute renal failure. *Food Chem Toxicol.* 2007 Jun; 45(6):921–7. doi: 10.1016/j.fct.2006.11.014. Epub 2006 Nov 29. PMID: 17210214.

51. Karuppiah P, Rajaram S. Antibacterial effect of Allium sativum cloves and Zingiber officinale rhizomes against multiple-drug resistant clinical pathogens. *Asian Pac J Trop Biomed.* 2012; 2(8):597–601. doi:10.1016/S2221-1691 (12)60104-X.

52. Mara Teles A, Araújo dos Santos B, Gomes Ferreira C, et al. Ginger (Zingiber officinale) antimicrobial potential: A review. *Ginger Cultivation and Its Antimicrobial and Pharmacological Potentials.* Published online February 19, 2020. Accessed April 25, 2021. http://dx.doi.org/10.5772/intechopen .89780.

53. Nikkhah Bodagh M, Maleki I, Hekmatdoost A. Ginger in gastrointestinal disorders: A systematic review of clinical trials. *Food Sci Nutr.* 2018; 7(1): 96–108. Published 2018 Nov 5. doi:10.1002/fsn3.807.

54. Vomund S, Schäfer A, Parnham MJ, Brüne B, von Knethen A. Nrf2, the master regulator of anti-oxidative responses. *Int J Mol Sci.* 2017; 18(12):2772. Published 2017 Dec 20. doi:10.3390/ijms18122772.

55. Fahey JW, Zhang Y, Talalay P. Broccoli sprouts: An exceptionally rich source of inducers of enzymes that protect against chemical carcinogens. *Proc Natl Acad Sci USA* Sep 1997, 94 (19) 10367–10372; DOI: 10.1073/pnas .94.19.10367.

56. López-Chillón MT, Carazo-Díaz C, Prieto-Merino D, Zafrilla P, Moreno DA, Villaño D. Effects of long-term consumption of broccoli sprouts on inflammatory markers in overweight subjects. *Clin Nutr.* 2019 Apr; 38(2):745– 752. doi: 10.1016/j.clnu.2018.03.006. Epub 2018 Mar 13. PMID: 29573889.

57. Arreola R, Quintero-Fabián S, López-Roa RI, et al. Immunomodulation and anti-inflammatory effects of garlic compounds. *J Immunol Res.* 2015; 2015:401630. doi:10.1155/2015/401630.

58. Varshney R, Budoff MJ. Garlic and heart disease, *J Nutrition*. 2016; 146(2): 416S–421S.https://doi.org/10.3945/jn.114.202333.

59. Bayan L, Koulivand PH, Gorji A. Garlic: a review of potential therapeutic effects. *Avicenna J Phytomed*. 2014; 4(1):1–14.

10　重新平衡免疫类型

1. Guggenheim AG, Wright KM, Zwickey HL. Immune modulation from five major mushrooms: Application to integrative oncology. *Integr Med (Encinitas)*. 2014; 13(1):32–44.

2. Cardwell G, Bornman JF, James AP, Black LJ. A review of mushrooms as a potential source of dietary vitamin D. *Nutrients*. 2018;10(10):1498. Published 2018 Oct 13. doi:10.3390/nu10101498.

3. Falandysz J. Selenium in edible mushrooms. *J Environ Sci Health C Environ Carcinog Ecotoxicol Rev*. 2008 Jul–Sep; 26(3):256–99. doi: 10.1080/10590 500802350086. PMID: 18781538.

4. Salve J, Pate S, Debnath K, Langade D. Adaptogenic and anxiolytic effects of ashwagandha root extract in healthy adults: A double-blind, randomized, placebo-controlled clinical study. *Cureus*. 2019; 11(12):e6466. Published 2019 Dec 25. doi:10.7759/cureus.6466.

5. Grudzien M, Rapak A. Effect of natural compounds on NK cell activation. *J Immunol Res*. 2018 Dec 25; 2018:4868417. doi: 10.1155/2018/4868417. PMID: 30671486; PMCID: PMC6323526.

6. Khan S, Malik F, Suri KA, Singh J. Molecular insight into the immune up-regulatory properties of the leaf extract of Ashwagandha and identification of Th1 immunostimulatory chemical entity. *Vaccine*. 2009 Oct 9; 27(43):6080–7. doi: 10.1016/j.vaccine.2009.07.011. Epub 2009 Jul 21. PMID: 19628058.

7. Saba E, Lee, Kim M, Kim SH, Hong SB, Rhee MH. A comparative study on immune-stimulatory and antioxidant activities of various types of ginseng extracts in murine and rodent models. *J Ginseng Res*. 2018; 42(4):577–584. doi:10.1016/j.jgr.2018.07.004.

8. Ulfman LH, Leusen JHW, Savelkoul HFJ, Warner JO, van Neerven RJJ. Effects of bovine immunoglobulins on immune function, allergy, and infection. *Front Nutr*. 2018; 5:52. Published 2018 Jun 22. doi:10.3389/fnut .2018.00052.

9. Hałasa M, Maciejewska D, Baśkiewicz-Hałasa M, Machaliński B, Safranow K, Stachowska E. Oral supplementation with bovine colostrum decreases

intestinal permeability and stool concentrations of zonulin in athletes. *Nutrients.* 2017; 9(4):370. Published 2017 Apr 8. doi:10.3390/nu9040370.

10. Patıroğlu T, Kondolot M. The effect of bovine colostrum on viral upper respiratory tract infections in children with immunoglobulin A deficiency. *Clin Respir J.* 2013 Jan; 7(1):21–6. doi: 10.1111/j.1752-699X.2011.00268.x. Epub 2011 Sep 6. PMID: 21801330.

11. Velikova T, Tumangelova-Yuzeir K, Georgieva R, et al. Lactobacilli supplemented with larch arabinogalactan and colostrum stimulates an immune response towards peripheral NK activation and gut tolerance. *Nutrients.* 2020; 12(6):1706. Published 2020 Jun 7. doi:10.3390/nu12061706.

12. Riede L, Grube B, Gruenwald J. Larch arabinogalactan effects on reducing incidence of upper respiratory infections. *Curr Med Res Opin.* 2013; 29(3): 251–8. doi: 10.1185/03007995.2013.765837.

13. Barak V, Halperin T, Kalickman I. The effect of Sambucol, a black elderberry-based natural product, on the production of human cytokines: I. Inflammatory cytokines. *Eur Cytokine Netw.* 2001 Apr–Jun;12(2):290–6. PMID: 11399518.

14. Kunnumakkara AB, Bordoloi D, Padmavathi G, et al. Curcumin, the golden nutraceutical: multitargeting for multiple chronic diseases. *Br J Pharmacol.* 2017; 174(11):1325–1348. doi:10.1111/bph.13621.

15. Stohs SJ, Chen O, Ray SD, Ji J, Bucci LR, Preuss HG. Highly bioavailable forms of curcumin and promising avenues for curcumin-based research and application: A review. *Molecules.* 2020; 25(6):1397. Published 2020 Mar 19. doi:10.3390/molecules25061397.

16. Ramírez-Garza SL, Laveriano-Santos EP, Marhuenda-Muñoz M, et al. Health effects of resveratrol: Results from human intervention trials. *Nutrients.* 2018; 10(12):1892. Published 2018 Dec 3. doi:10.3390/nu10121892.

17. Movahed A, Nabipour I, Lieben Louis X, et al. Antihyperglycemic effects of short term resveratrol supplementation in type 2 diabetic patients. *Evid Based Complement Alternat Med.* 2013; 2013:851267. doi:10.1155/2013/851267.

18. Rahman MH, Akter R, Bhattacharya T, et al. Resveratrol and neuroprotection: Impact and its therapeutic potential in Alzheimer's disease. *Front Pharmacol.* 2020; 11:619024. Published 2020 Dec 30. doi:10.3389/fphar.2020.619024.

19. Timmers S, Konings E, Bilet L, et al. Calorie restriction-like effects of 30 days of resveratrol supplementation on energy metabolism and metabolic profile in obese humans. *Cell Metab.* 2011; 14(5):612–622. doi:10.1016/j.cmet .2011.10.002.

20. Li Z, Geng YN, Jiang JD, Kong WJ. Antioxidant and anti-inflammatory activities of berberine in the treatment of diabetes mellitus. *Evid Based Complement Alternat Med*. 2014; 2014:289264. doi:10.1155/2014/289264.

21. Yin J, Xing H, Ye J. Efficacy of berberine in patients with type 2 diabetes mellitus. *Metabolism*. 2008; 57(5):712–717. doi:10.1016/j.metabol.2008.01.013.

22. Deo SS, Mistry KJ, Kakade AM, Niphadkar PV. Role played by Th2 type cytokines in IgE mediated allergy and asthma. *Lung India*. 2010; 27(2):66–71. doi:10.4103/0970-2113.63609.

23. Mlcek J, Jurikova T, Skrovankova S, Sochor J. Quercetin and its anti-allergic immune response. *Molecules*. 2016; 21(5):623. Published 2016 May 12. doi:10.3390/molecules21050623.

24. Wang W, Jing W, Liu Q. *Astragalus* oral solution ameliorates allergic asthma in children by regulating relative contents of CD4$^+$CD25^{high}CD127^{low} Treg cells. *Front Pediatr*. 2018; 6:255. Published 2018 Sep 20. doi:10.3389/fped.2018.00255.

25. Chen SM, Tsai YS, Lee SW, Liu YH, Liao SK, Chang WW, Tsai PJ. Astragalus membranaceus modulates Th1/2 immune balance and activates PPARγ in a murine asthma model. *Biochem Cell Biol*. 2014 Oct; 92(5):397–405. doi: 10.1139/bcb-2014-0008. Epub 2014 Sep 2. PMID: 25264079.

26. Takano H, Osakabe N, Sanbongi C, et al. Extract of Perilla frutescens enriched for rosmarinic acid, a polyphenolic phytochemical, inhibits seasonal allergic rhinoconjunctivitis in humans. *Experimental Biology and Medicine*. 2004; 229(3):247–254.

27. Bakhshaee M, Mohammad Pour AH, Esmaeili M, et al. Efficacy of supportive therapy of allergic rhinitis by stinging nettle *(Urtica dioica)* root extract: A randomized, double-blind, placebo-controlled, clinical trial. *Iran J Pharm Res*. 2017; 16(Suppl):112–118.

28. Chandrasekaran A, Molparia B, Akhtar E, et al. The autoimmune protocol diet modifies intestinal RNA expression in inflammatory bowel disease. *Crohns Colitis 360*. 2019; 1(3):otz016. doi:10.1093/crocol/otz016.

29. Bakdash G, Vogelpoel LT, van Capel TM, Kapsenberg ML, de Jong EC. Retinoic acid primes human dendritic cells to induce gut-homing, IL-10-producing regulatory T cells. *Mucosal Immunol*. 2015 Mar; 8(2):265–78. doi: 10.1038/mi.2014.64. Epub 2014 Jul 16. PMID: 25027601.

30. Elias KM, Laurence A, Davidson TS, et al. Retinoic acid inhibits Th17 polarization and enhances FoxP3 expression through a Stat-3/Stat-5 independent signaling pathway. *Blood*. 2008; 111(3):1013v1020. doi:10.1182/blood-2007-06-096438.

31. Bastos MS, Rolland Souza AS, Costa Caminha MF, et al. Vitamin A and pregnancy: A narrative review. *Nutrients.* 2019; 11(3):681. Published 2019 Mar 22. doi:10.3390/nu11030681.

32. Krakauer T, Li BQ, Young HA. The flavonoid baicalin inhibits superantigen-induced inflammatory cytokines and chemokines. *FEBS Lett.* 2001 Jun 29; 500(1–2):52–5. doi: 10.1016/s0014-5793(01)02584-4. PMID: 11434925.

33. Yang J, Yang X, Yang J, Li M. Baicalin ameliorates lupus autoimmunity by inhibiting differentiation of Tfh cells and inducing expansion of Tfr cells. *Cell Death Dis.* 2019; 10(2):140. Published 2019 Feb 13. doi:10.1038/s41419-019-1315-9.

34. Liang S, Deng X, Lei L, et al. The comparative study of the therapeutic effects and mechanism of baicalin, baicalein, and their combination on ulcerative colitis rat. *Front Pharmacol.* 2019; 10:1466. Published 2019 Dec 13. doi:10.3389/fphar.2019.01466.

35. Wu J, Li H, Li M. Effects of baicalin cream in two mouse models: 2,4-dinitrofluorobenzene-induced contact hypersensitivity and mouse tail test for psoriasis. *Int J Clin Exp Med.* 2015 Feb 15; 8(2):2128–37. PMID: 25932143; PMCID: PMC4402790.

36. Kurniawan H, Franchina DG, Guerra L, et al. Glutathione restricts serine metabolism to preserve regulatory T cell function. *Cell Metab.* 2020 May 5; 31(5):920-936.e7. doi: 10.1016/j.cmet.2020.03.004. Epub 2020 Mar 25. PMID: 32213345; PMCID: PMC7265172.

37. Kadry MO. Liposomal glutathione as a promising candidate for immuno-logical rheumatoid arthritis therapy. *Heliyon.* 2019; 5(7):e02162. Published 2019 Jul 27. doi:10.1016/j.heliyon.2019.e02162.

38. Cascão R, Fonseca JE, Moita LF. Celastrol: A spectrum of treatment opportunities in chronic diseases. *Front Med* (Lausanne). 2017 Jun 15; 4:69. doi: 10.3389/fmed.2017.00069. PMID: 28664158; PMCID: PMC5471334.

39. Ibid.

40. Wang HL, Jiang Q, Feng XH, et al. Tripterygium wilfordii Hook F versus conventional synthetic disease-modifying anti-rheumatic drugs as monotherapy for rheumatoid arthritis: a systematic review and network meta-analysis. *BMC Complement Altern Med.* 2016; 16:215. Published 2016 Jul 13. doi:10.1186/s12906-016-1194-x.

41. Baek SY, Lee J, Lee DG, et al. Ursolic acid ameliorates autoimmune arthritis via suppression of Th17 and B cell differentiation. *Acta Pharmacol Sin.* 2014; 35(9):1177–1187. doi:10.1038/aps.2014.58.

11 免疫力恢复计划一览表

1. Strindhall J, Nilsson BO, Löfgren S, et al. No Immune Risk Profile among individuals who reach 100 years of age: findings from the Swedish NONA immune longitudinal study. *Exp Gerontol.* 2007; 42(8):753–761. doi:10.1016/j.exger.2007.05.001.

2. Sabetta JR, DePetrillo P, Cipriani RJ, Smardin J, Burns LA, Landry ML. Serum 25-hydroxyvitamin D and the incidence of acute viral respiratory tract infections in healthy adults. *PLoS One.* 2010; 5(6):e11088. Published 2010 Jun 14. doi:10.1371/journal.pone.0011088.

3. Grant WB, Lahore H, McDonnell SL, et al. Evidence that Vitamin D supplementation could reduce risk of influenza and COVID-19 infections and deaths. *Nutrients.* 2020; 12(4):988. Published 2020 Apr 2. doi:10.3390/nu12040988.

THE IMMUNOTYPE BREAKTHROUGH : Your Personalized Plan to Balance Your Immune System, Optimize Health, and Build Lifelong Resilience

by Heather Moday, MD
Copyright © 2021 by Heather Moday
Simplified Chinese edition copyright © 2023 United Sky (Beijing) New Media Co., Ltd.
This edition published by arrangement with Little, Brown and Company, New York, New York, USA
All rights reserved.

本书简体中文版由联合天际（北京）文化传媒有限公司取得，河北科学技术出版社出版。
版权所有，侵权必究！
版权登记号：03-2023-148

图书在版编目（CIP）数据

终身免疫力/（美）海瑟·莫迪著；朱翔龙译. --
石家庄：河北科学技术出版社，2023.8
书名原文：The Immunotype Breakthrough
ISBN 978-7-5717-1666-0

Ⅰ.①终… Ⅱ.①海…②朱… Ⅲ.①免疫学 Ⅳ.
①R392

中国国家版本馆CIP数据核字(2023)第130934号

终身免疫力
ZHONGSHEN MIANYILI

［美］海瑟·莫迪／著　朱翔龙／译

选题策划：	联合天际·文艺生活工作室
责任编辑：	李　虎
责任校对：	徐艳硕
特约编辑：	徐立子　姜　文
美术编辑：	张　帆
装帧设计：	孙晓彤　夏　天

出　　版：	河北科学技术出版社
地　　址：	石家庄市友谊北大街330号（邮政编码：050061）
发　　行：	未读（天津）文化传媒有限公司
印　　刷：	三河市冀华印务有限公司
经　　销：	新华书店
开　　本：	880mm×1230mm 1/32
印　　张：	8
字　　数：	184千字
版　　次：	2023年8月第1版　2023年8月第1次印刷
书　　号：	978-7-5717-1666-0
定　　价：	58.00元

关注未读好书

客服咨询